成人偏瘫评定与治疗

Adult Hemiplegia：Evaluation and Treatment（Third Edition）

［英］伯塔·博巴斯（Berta Bobath） 著

李 键 译

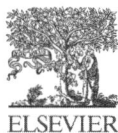

ELSEVIER

上海交通大学出版社
SHANGHAI JIAO TONG UNIVERSITY PRESS

内容提要

    本书为中枢神经系统损伤康复医学方面的经典著作,由国际知名神经康复医学专家,博巴斯疗法创始人伯塔·博巴斯撰写。本书围绕"针对病人运动模式的评定与治疗是促进功能性使用的唯一方法"的原则理念,系统阐述了成人偏瘫的神经生理病理学机制、运动障碍学特征、临床评定与治疗方法等。本书图文并茂,是集理论与临床实践为一体的神经康复专著。该书对康复医师、康复治疗师、医学院校学生乃至广大偏瘫病人及家属都具有普遍的学习和指导意义。本书英文版出版后,即在神经康复领域引起强烈反响,之后被译成多种语言,在国际上受到广泛传播和推崇。

图书在版编目(CIP)数据

成人偏瘫评定与治疗/(英)伯塔·博巴斯
(Berta Bobath)著;李键译. —上海:上海交通大学
出版社,2025.5. —ISBN 978-7-313-32159-6

Ⅰ.R742.309

中国国家版本馆 CIP 数据核字第 2025MJ3691 号

成人偏瘫评定与治疗
CHENGREN PIANTAN PINGDING YU ZHILIAO

著　者:	[英]伯塔·博巴斯		译　者:	李　键
出版发行:	上海交通大学出版社		地　址:	上海市番禺路 951 号
邮政编码:	200030		电　话:	021-64071208
印　制:	浙江天地海印刷有限公司		经　销:	全国新华书店
开　本:	710mm×1000mm　1/16		印　张:	13.75
字　数:	175 千字			
版　次:	2025 年 5 月第 1 版		印　次:	2025 年 5 月第 1 次印刷
书　号:	ISBN 978-7-313-32159-6			
定　价:	88.00 元			

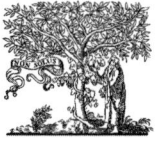

Elsevier（Singapore）Pte Ltd.

3 Killiney Road，♯08－01 Winsland House I，Singapore 239519

Tel：(65) 6349－0200；Fax：(65) 6733－1817

This Translation of ADULT HEMIPLEGIA：EVALUATION AND TREATMENT，3/E by BERTA BOBATH was undertaken by SHANGHAI JIAOTONG UNIVERSITY PRESS and is published by arrangement with Elsevier（Singapore）Pte Ltd.

ADULT HEMIPLEGIA：EVALUATION AND TREATMENT，3/E by BERTA BOBATH 由上海交通大学出版社进行翻译，并根据上海交通大学出版社与爱思唯尔（新加坡）私人有限公司的协议约定出版。

成人偏瘫评定与治疗（第 3 版）（李键译）

ISBN：978－7－313－32159－6

注 意

本译本由上海交通大学出版社独立完成。相关从业及研究人员必须凭借其自身经验和知识对文中描述的信息数据、方法策略、搭配组合、实验操作进行评估和使用。由于医学科学发展迅速，临床诊断和给药剂量尤其需要经过独立验证。在法律允许的最大范围内，爱思唯尔、译文的原文作者、原文编辑及原文内容提供者均不对译文或因产品责任、疏忽或其他操作造成的人身及（或）财产伤害及（或）损失承担责任，亦不对由于使用文中提到的方法、产品、说明或思想而导致的人身及（或）财产伤害及（或）损失承担责任。

献给我的丈夫

致　谢

我要感谢我的丈夫，博巴斯中心的共同创办者卡雷尔·博巴斯（Karel Bobath）。他对本书提供了神经生理学方面的背景知识。他始终用他的知识和经验耐心地帮助我，使我的思路更加清晰。

我要表达对两位作者和其作品的欣赏。一部是由佩德·戴维斯（Pat Davies）所著的《循序渐进》（1985）；另一部是由奥图德·伊格尔斯（Ortrud Eggers）所著的《成人偏瘫治疗中的职业康复》（1985）。

我非常感谢博巴斯中心提供了图片，尤其是戴维·沃尔德伦（David Waldron）先生对再版书中插图的处理。

最后，特别感谢玛丽·布莱斯（Mary C. Bryce）女士，是她为书的再版提供了宝贵的帮助。

译者序

　　尽管"博巴斯概念是世界上使用最广泛的神经康复方法",博巴斯夫妇所著的《成人偏瘫评定与治疗》和《脑瘫治疗神经生理学基础》早已被翻译为数十种语言在国际上广为流传,但在我们国内却无处可觅。其原因可能是这两部专著的最新版本也已问世三十余年,在当今这个追求新、奇、特的时代,这两本书往往会被人认为"太老了""过时了"。

　　但现实并非如此,凡是伟大的智慧,其生命力总是无限的,而且随着时间的推移、实践的深入,越发显示出它的光辉。如《周易》《论语》《道德经》,尽管已经是数千年前的智慧了,但仍具有现实指导意义。

　　在我 2017 年首次翻译并在千聊网上开展博巴斯"成人偏瘫评定与治疗"系列讲座后,收到了广大受众的好评,许多听众不无感触地说:"偏瘫康复原来可以这样进行呀!"说实话,在此之前我虽然也认真研读过一些介绍或论述博巴斯概念的书,参加过国际博巴斯指导师协会(IBITA)举办的初级和高级国际认证学习班,但总有一种雾里看花的朦胧之感,总有一股冲动在驱使我买来原著认真翻译研读。每一次翻译,每一遍研读,总能得到启发,去思考神经康复的一般问题和每个病人的个性问题,总能从中找到解决困扰我许久的百思不得其解的难题的思路或方法。在日常的临床康复实践中,每当面对各种各样的病人所表现出的各种各样的障碍而黔驴技穷、山重水复之时,看一遍博巴斯夫妇的原著,总会出现豁然开朗、柳暗花明之惊喜。

有感于此,我诚恳地将我拙译的这部凝结着伯塔·博巴斯毕生之心血的《成人偏瘫评定与治疗》推荐给大家,以期对各位同仁乃至广大偏瘫患者及亲人有所帮助。

在这部著作中,我深刻理解了"上运动神经元损伤病人的根本问题是异常的姿势模式和运动协调模式,异常的姿势张力和异常的交互神经支配关系"。"康复治疗的最终目的是引导患者发展和使用患侧的潜能。这是通过在实现比较正常的姿势张力后,发展最大化的正常功能模式来实现的。"

在这部著作中,我感悟出了在博巴斯概念指导下的神经康复是围绕生活的快乐康复。我们的目标是着眼于"康复为了生活,生活促进康复",让病人满怀希望轻松愉快地享受康复的效果,让病人在自发动作中,诱发出自主的运动反应的康复治疗;我们的方法是让病人的神经系统成为主动的参与者,而不是被动的接受者,病人和治疗师之间是合作伙伴关系的康复治疗;我们的重点是更加自觉地围绕病人的姿势展开,辩证地处理姿势稳定与运动定向之间关系的康复治疗;我们的思路是"坚持针对病人运动模式的评定和治疗,是直接引导功能性使用的唯一方法""主要关注的是对运动模式质量及其对选择性功能运动影响的评定和治疗"这一核心原则的康复治疗;我们的特色:遵循康复策略是适应病人,而不是适应疾病的个性化的康复治疗。我们始终在问自己:"还有什么比让偏瘫病人过上正常人的生活更重要的呢!"我们深信"患者的偏瘫侧肢体具有毋庸置疑的潜能",但每个患者的生活又是不同的,所以没有完全适合任何患者的处方。我们决不盲目追求所谓的"新""奇""特",也不故步自封,而是始终秉承开放包容、兼收并蓄的态度,只要能使患者产生新的能力或能使其按更为正常的方式运动的方法或技术,都会毫不犹豫地加以运用。

以上只是我在翻译和研读这部书时的一点粗浅的认识,根本不可能涵盖其伟大智慧的精华。正如我在七年前翻译完第一稿时所写的随想：

"这是一本理论性的书，如果带着'纯技术'或怀着'一招鲜吃遍天'的功利思想阅读这本书，你会觉得失望，甚至索然无味。

这是一本实践性的书，如果你不去动手操作，不去检验其方法，只是将其作为一个摆设，甚至向人炫耀的光点，那也是毫无意义的。

她是一条没有尽头的长城，虽然会有断壁残垣，但却绵延不断，并引领着你一直向前。

她是大海，如果你只站在岸边，你只能欣赏她的波纹和浪花，感慨她的浩瀚与伟大，而当你深入进去了，你将感受到她的神秘与魅力，神圣与亲切，甚至是惊涛与骇浪……"

在翻译和修订的过程中得到了同样是 IBITA 认证康复治疗师的李金笑、路翔宇两位老师的许多帮助，在此特表感谢！

更要特别感谢的是广东国星医疗股份有限公司及尹鹏先生的鼎力支持，才使得本译著得以顺利出版。

由于本人才疏学浅，译文难免有欠妥之处，敬请批评指正。

李　键

2024 年 12 月

第一版前言

人们通常会说,神经系统的病理诊断是准确的,但治疗却是不确定的。然而,事实上,对神经系统的治疗主要是由物理治疗、适应被强制改变的姿势和运动和再教育构成的。它不像用药物治疗那样去解决中风的结果或者神经核团的变性,而神经病理功能紊乱的治疗是由治疗师的手法完成的。

医生在治疗偏瘫病人时,为了防止大脑的进一步损伤,他们首先会针对引起偏瘫的原因进行治疗,但却将偏瘫的管理遗留了下来。一个医生是清楚病人能做什么或不能做什么的,他们一般会采取说服病人训练偏瘫的一侧肢体的策略,或鼓励病人忽略掉偏瘫一侧的肢体,使用非偏瘫一侧去进行原来由双侧肢体完成的任务的策略。但事实上,最好的选择是适当地使用患侧的肢体。如果病人屈服于他的神经系统的病理性紊乱,他将变成伤残者。如果他学习和训练他的偏瘫侧,他将拥有相对正常的生活。

还有什么比帮助偏瘫病人过上有意义的生活更重要的呢?这是一个社会的和人格尊严的问题。偏瘫病人如果可以在家庭和社交生活中逐渐调整自己的治疗方式,努力以比较正常地步行和站立方式生活,他们将恢复成为一个正常人。

博巴斯(Bobath)夫人将对偏瘫侧的训练做为众多选项中的首选项。她在训练偏瘫患者方面取得的成功使她以及那些与她一同工作的人清楚地认识到偏瘫康复最好的策略是针对偏瘫侧的训练。她的书力图说服所有人认识到一点。

她对病人的检查评估方法告诉我们，应着眼于病人的失能和关于他的预后，而不是对运动系统的常规的临床检查。

她已经探索出了偏瘫康复的治疗原则：治疗师的任务是改变异常的姿势模式和运动模式。病人不可能在异常的模式之上叠加正常的模式，因此，异常的模式必须被制止。治疗师应进行关键性地治疗以改变异常的模式，即所谓控制关键点。在这些点上的改变将会纠正患者偏瘫的姿势。病人必须首先学会以正确的姿势控制他的头，先锻炼对头和颈部的控制，随后是对躯干和肢体的控制。治疗师的任务是帮助病人学会自我控制模式。病人的所有运动都必须正确发力。不正确发力运动比在痉挛情况下的不使用更错误，因为它加强了姿势和运动的异常模式，并且加剧了痉挛。物理治疗是基于整体结构的治疗，而不仅仅是针对手指或针对偏瘫侧肢体的治疗。

我很欣慰地告诉大家，那些关心关注神经系统病人治疗的同仁们，博巴斯夫人的事业已经深入人心了。那些对偏瘫病人康复的治疗方法未曾了解过的人，能够在这里学习到一种关于治疗偏瘫的最新的和最有效的方法。那些仅对博巴斯夫人的治疗方法有所了解的人，现在终于有书可以指导他们对病人进行整体管理和治疗干预了。

P. W. 内森（P. W. Nathan）

第三版序

　　本书的第一版成书于 1970 年，那是我在我的病人身上调整和改进治疗方式并观察治疗效果 30 年后写出的。那时候我刚刚开始教授研究生课程。1978 的第二版是试图规范和总结我教授的治疗方法，换言之，是为了帮助教授我的课程的指导老师，也为了那些从事治疗工作的治疗师。

　　第三版显示了改良后的治疗方法，但它的基本概念没有改变。然而，现在在治疗上更强调病人的主动参与，治疗师的任务应该是让病人学会自己控制自己的痉挛状态。也就是说让病人发展和增强抑制性控制自己的异常张力和运动模式的能力。脊柱以及与之相联系的肩胛带和骨盆带的运动能最有效地改变和影响肢体的张力和运动。现有的治疗方式依赖于偏瘫病人能够随意地运动他的头和躯干的能力。然而，用肢体运动去对抗躯干，显然是很困难的。在长期的治疗实践中我们已经认识到用躯干的运动去对抗肢体比用单侧上肢或下肢去对抗稳定的躯干在缓解痉挛方面效果要好得多，尤其是针对很严重的痉挛状态。在治疗中应重点教导病人用躯干的主动运动作用去对抗肢体。病人主动运动躯干与治疗师抑制病人肢体远端相结合的新的治疗方法被有效地使用。在这种方法中，治疗师控制和抑制病人的痉挛状态，同时，病人保持躯干的主动运动和活动参与。当肢体的张力和运动改善时，鼓励并帮助病人逐步由近及远地控制运动，同时，治疗师逐步减少对他的帮助。

能够不用支撑坐住的病人,或者能够站立的病人应减少仰卧位的治疗,因为那样会使病人的警觉性或注意力降低,且看不清楚在治疗期间发生了什么。这会使他的合作变得比较困难。然而,仰卧位的部分治疗项目仍然应该保留,如学习翻身,坐起,躺下等。因为基于让病人学习举手、保持手臂抗重力、在练习伸展及对痉挛性伸肌的控制时,在卧位还是容易进行的。

治疗的另一个发展,是对"锻炼"概念的扬弃,如对单纯的垫上锻炼的扬弃,提倡直接与日常生活活动相结合的练习。主张在真实的生活场景中利用家具进行康复治疗,也就是说在他自己的家里,使用桌子,椅子,甚至墙壁进行训练。利用这种方法,病人可以学习所有重要的课程。这种治疗可以使病人在日常生活常规的活动更加得心应手,而不仅仅是一系列的锻炼任务。

在**治疗的概念和原则**一章中拓展了基于治疗的特定技术的充足的背景知识和基础理论研究知识。

最近几年,我的以前的一些学生已经发展成了我的事业方面的老师,有些学生已经开始讲授基于博巴斯概念的研究生课程。很多有关于治疗师用的康复训练的相关书籍无论承认与否,都受到了博巴斯课程的强烈影响,例如由玛格丽特・霍克(Margaret Hawker)和阿曼达・史格尔斯(Amanda Sguires)著的《运动恢复》(1980),由珍妮特・卡尔(Janet Carr)和罗伯特・谢泼德(Roberta Shepherd)著的《基于中风的运动再学习过程》(1982,1987),由辛纳・吉(Zena L. Gee)和菲尔斯・帕萨雷拉(Phyllis. M. Passarella)著的《中风病人的护理》(1985),及由帕米拉・ 格拉斯蒂(Pamela Grasty)著的《中风病人的家庭照护》(1985)等,他们发表的文献和对病人的奉献让我非常欣慰。

伯塔・博巴斯(Berta Bobath)

1990 年 4 月

目　录

导　　言

博巴斯治疗从诞生到现在已经发生了许多改变,但它的基本概念并没有改变。它已经逐渐发展成为基于上运动神经元损伤如偏瘫和基于脑瘫孩子的治疗干预方法。这些病人的主要问题是运动模式的异常、伴异常的姿势张力(Bernstein,1967)。单个肌肉和肌群的肌力问题在我们看来仅仅是它们运动协调的次要问题。我们处理的是中枢神经系统的功能异常问题,例如,肌肉功能控制的缺失。肌肉是在神经系统的指挥下完成预期动作的工具,因此,单个肌肉和肌群的活动,对于运动模式的协调是次要的。针对病人的运动模式的评定和治疗是指导病人肌群实现功能性使用的唯一方法。在偏瘫病人中,没有被麻痹的肌肉和肌肉活动不足是可以在比较正常的功能模式中被它们的主动活动所纠正或补救的。

在未来,这样的治疗概念仍然不会改变,所要改变的将是我们发现的新技术。我们已经摒弃了所有静态的治疗方法,如"反射性抑制姿势",但是仍应在运动中和功能性活动中使用反射性抑制姿势。这种概念一直是整体、全面的方法,处理的是协调模式的问题,而不是肌肉功能的问题。这种疗法涉及病人的各种神经系统的功能,即他的感觉、知觉、适当的行为方式,以及肢体的活动。这种整体的概念绝不能由于最近流行的将身体分为各个部分,比如上端和下端,或者手和足而被忘记或忽视。这些只是为了研究和教学的容易而划分的,但它却忽略了所有部分之间的相互作用。

我们的所有学习以及我们所有治疗方法的调整都是基于我们日益增长的知识和在治疗期间对患者疗效的观察。若调整后的治疗方法是好的，必要的，那么就继续下去。但是，针对他们的治疗方案的制定应该是趋于完美的。调整方案应该是推进治疗，而不是倒退回到强调对肢体功能缺陷的"定位"和解释的静态的治疗方法，就肢体功能缺陷而言治疗是为了处理其运动的协调和控制问题的。

为了避免书中对"她"和"他"的解释的麻烦，我特意选择用"他"指代病人，用"她"指代治疗师，但是，如果是明显的性别差异则不受此约定限制。

第一章

脑损伤成人偏瘫障碍的性质

神经生理学基础

由上运动神经元损伤引起的身体障碍往往表现为无法正常控制自己的姿势。我们处理的是运动模式的异常协调。我们提到的"协调模式",指的是正常的和异常的抗重力姿势控制模式。患者的根本问题是异常的姿势和运动协调模式,异常的姿势张力质量和异常的交互神经支配关系。

谢林顿(Sherrington,1947)指出,正常的运动需要有正常的张力背景。它必须是中等强度的,既不能太高而妨碍运动,又要适当到足以使运动能对抗重力。张力和运动的协调不但是不可分割的,而且还是互相依赖的。伯恩斯坦(Bernstein,1967)说:

"没有一个病理性协调的病例不同时出现病理性张力,也没有任何一种中枢神经组织是与这些功能中的一种有关而与其他没有关联的。"

我们在患者身上看到的异常姿势性肌紧张和定型的运动模式是脱抑制的结果,即被高级抑制性控制的低级活动模式的释放。这样的释放不仅产生肌肉的异常体征,如夸张性的牵伸反射和腱反射,而且还会导致异常的协调模式。这些模式可能是在系统发育上较原始的姿势反射机制。马古思和莱因斯(Magoun and Rhines,1946,1948)已经证明,痉挛是由于脑干网状结构的易化中枢中某种神经递质的异常释放,即从作用于 γ 系统高级抑制控制中枢的异常释放引起的。另一方面,弱化或麻痹,是由于小脑 γ 氨基丁酸能(GABA)神经系统的活动过度抑制,使抗重力的姿势张力缺乏而导致的。在这两种情况下,患者的运动和重力控制均受到了干扰。

抑制是控制姿势和运动的一个非常重要的因素。无论是在种系发育上还是个体发育上,它都负责将整体运动模式升级为更高层次整合的选择性运动。科格希尔(Coghill,1954)的研究表明,胚胎对刺激的反应是一个涉及整个肌肉组织的整体模式的运动。随着大脑成熟过程中抑制性控制的增加,机体在对抗重力时对姿势的选择性控制越来越多。这一过程在种系发育上和个体发育上都遵循由头至尾的方向顺序。尽管四肢和身体的各个部分以这种方式获得了部分的独立,但它们从整体模式中解放出来的过程总是不完整的。肢体的运动在某种程度上始终服从于整个机体的控制。在局部作用开始之前,整体模式的作用必须被抑制。这意味着正常的功能性和技能性活动在很大程度上是处于一种抑制性控制状态的。这种发育与逐渐改善的抗重力姿势控制是密切相关的。事实上,儿童发育的漫长过程可以总结为抗重力姿势的成熟和与之相关联的整体模式的分离。盖特夫(Gatev,1972)在写到抑制在运动协调状态发育中的作用时写道:"不完善的协调是由于抑制机制发育不足所致的。"因此,儿童早期协调能力的质量及其发育取决于抑制性控制的增加,而不是肌肉力量的增加。

中枢神经系统的各级中枢都有抑制作用。低级中枢和高级中枢集成之间的差异只是复杂程度的问题。在脊髓水平,它表现在粗大的活动模式,即屈曲或伸展的整体协同模式,如屈肌收缩反射和伸肌舒张。从中枢神经系统的更高整合水平,直到意识控制的最高水平,抑制变得越来越复杂,并允许原始的运动模式与更全面运动模式的分割。躯体和四肢部分的选择性运动需要抑制那些对特定功能没有必要的模式部分。这些相对分离的运动部件,使得各种各样的、复杂多变的组合模式能够适应各种功能技能。抑制不仅使选择性运动成为可能,而且在运动的分级中亦发挥着重要作用,它是"交互神经支配"中的重要因素。在控制运动速度、范围和方向的过程中,它维持兴奋性和抑制性的动态平衡。谢林顿(1947)指出,抑制是中枢神经系统对刺激产生抑制和兴奋混合反应的一个主动过程。抑制作用于兴奋,改变并塑造它以达到协调的目的。它协调和控制运动动作。甚至有人说,抑制就是控制。它使我们能够在过度兴奋的情况下停止或控制动作。艾克尔斯(Eccles,1973)说:

> "我一直认为抑制是一个雕塑的过程。这种抑制,就好像是在清除兴奋性行为中那些弥漫性和无定形的东西,并在突触传递的每个阶段赋予神经表现更具体的形式。抑制的消除会导致紧张性兴奋过程。这个过程被称为脱抑制。"

脑损伤的患者对自己的动作缺乏抑制性控制。这表现为紧张反射活动的释放,即痉挛状态、异常的整体模式、以及不能进行选择性运动。由于脑损伤,患者或多或少地受到其释放的异常反射活动的影响,从而干扰了正常活动。在静息状态下,虽然很少有患者完全受到这种释放的异常反射活动的支配,但在任何超出他对刺激耐受能力的活动中都会引起这种异常反射。这种抑制的缺乏会在生理和心理上影响患者。如果一个人感到紧张,就很难进行锻炼。即使是中枢神经系统正常的人,在紧张状态下,肌张力也会增加,但正常人能以正常的运动协调模式做出响应。

然而,我们知道,患者由于抑制机制的缺失而造成的紧张性不仅影响生理和心理状态,而且导致痉挛状态。他们的痉挛程度会加剧,运动能力会恶化,动作会变得缓慢、吃力,或者可能变得僵硬而无法移动。他们还会表现出恐惧、沮丧、沟通困难，甚至是与陌生人见面，都会让患者变得紧张，这更增加了他们的痉挛程度。在本书后面的图表中，有一些例子可以说明如何培养患者对自己的痉挛状态进行抑制性控制。

几乎每个偏瘫患者都存在一定程度的痉挛，这是患者管理中的一个主要问题。严重的痉挛会导致患者无法活动；中度痉挛会使患者动作缓慢，但他们会尽力来执行运动指令；轻微程度的痉挛可以让患者在比较正常的协调情况下进行简单的运动，但精细的、有选择性的肢体的节段运动是不可能的，或者是笨拙的。这表明痉挛和运动之间的密切关系，并证明这样一个事实：痉挛必然会造成大部分患者的运动缺陷。

弛缓也有问题，特别是在脑卒中后的几周内。在某些情况下，它可能只持续几天，又或者在某些情况下，可能是几个星期，在个别情况下，弛缓可能会无限期持续。然而它通常只影响到手臂，而痉挛的迹象仍然可在手腕和手指上发现。只有在非常罕见的情况下，会遗留下肢弛缓，例如：年龄非常大和意识弱化的患者可能一直处于卧床静息状态。

临床神经科医生把痉挛看作是一种局部肌肉的现象。他们通过评定肌肉对被动拉伸的阻力程度来测试痉挛。这时可以看到痉挛的特征是夸张性的牵张反射、折刀样现象、伸展和收缩反射。这一观点已被肌肉双重神经支配的发现，即 α 和 γ 系统所证实。痉挛现在被认为是由于 γ 系统，很少是由于 α 系统从更高级的抑制控制中释放而造成的。这种认为痉挛是一种局部肌肉现象的观点，为通过使用夹板或支架，以及肌腱移植和其他外科技术来避免过度牵伸反射的治疗提供了依据（鞘内注射苯酚溶液可减少痉挛症状；Kelly and Gautier-Smith 1959）。向痉挛肌肉的运动点注射稀释酒精或苯酚也能易化放松，尽管这没有持久的效果（Gautier-Smith，1976）。还可以通过药物来减轻痉挛症状。

　　然而，当观察一个痉挛患者时，人们会惊讶地发现，痉挛表现为特定的异常协调模式，而不仅仅局限于几块孤立的肌肉。患者的姿势和动作是刻板的和定型的，他或多或少被固定在一些异常的痉挛模式中而不能改变，或只能通过过度努力才能做到改变。因此，需要不断变化的姿势控制和调整动作的参照背景来阻止或缓解痉挛症状。事实上，把姿势和运动分开来看是非常不妥的，因为姿势是在不断变化中的。K.博巴斯(K. Bobath，1980)指出，姿势应该被视为"暂时停顿的运动"。

交互神经支配

　　谢林顿(1913)强调了交互神经支配对正常活动的重要性。他研究了脊椎动物屈肌退缩反射中对立肌肉群之间的相互作用。他发现，当一个适度的刺激引起伸展腿的屈肌群兴奋的同时抑制拮抗肌群。他指出，抑制是中枢神经系统产生的一种主动发挥支配作用的机制，并将其称为"交互抑制"。他还说，在脊髓动物中的交互抑制是一种人为的实验现象，在正常情况下不太可能发生。在完整的机体中，脊髓抑制因高级神经中枢影响而改变，并服从"交互神经支配"，以确保在日常生活环境中，中枢神经系统对进入的大量刺激做出适当的响应。为了运动的稳定性，主动肌、拮抗肌和协同肌以一种精细分级的方式相互竞争，为肌肉群提供必要的相互作用，并为肌肉力量的发挥提供最佳的力学条件。在正常情况下，交互神经支配的必需程度使得身体和肢体各部位以及相互之间都能发挥姿势稳定、运动分级和平衡维持的作用。

　　在一些外伤性偏瘫病例中，由于小脑系统被累及而导致运动的共济失调，增加了偏瘫患者的协调困难。在这种情况中我们发现交互神经支配的偏离是趋向于极端的交互抑制。患者的动作变得不受控制，如范围过大，无法维持在中间位置。当在意识上尝试去处理这个问题时，则导致意向性震颤或辨距不良。

以上所描述的交互神经支配关系紊乱的各个方面是导致患者以几种异常模式固定和异常动作协调及运动分级困难的原因。刻板的姿势模式其固定程度取决于个别病例痉挛的严重程度,是交互作用的异常姿势反射释放的结果。

治疗的目的是抑制异常协调模式的释放,易化正常姿势控制和自主活动的高度整合的自动反应。治疗是在通过使用抑制痉挛的模式来解除紧张性反射活动限制作用的基础上,帮助患者拓展和增强他的运动控制能力。通过抑制,将他们的动作引导到比较正常的功能模式。在治疗师的帮助下,使患者获得对基于脱抑制而释放出的异常的非功能性的运动模式控制的能力。

第二章

正常自动姿势反应

正常的姿势反射活动构成了正常运动和功能的必要背景。协调的基本模式是基于抗重力的正常姿势反应,它是随意运动和技能活动的基础,并使之能够完成。这种正常的姿势反应机制由大量的动态姿势反应组成。这些反应相互作用、相互强化、相互影响,以防止跌倒和肌肉关节损伤。在做一个动作之前和动作进行的过程中,它们都很活跃。它们让我们能够在不疲劳的情况下抵消重力,并在我们处于不舒适的状态时调整姿势。它们使我们能够在保持对抗重力的情况下运动,例如上下楼梯,或从椅子及地板上站起来。它让我们在行动之前自动改变姿势,以使预期的动作变得可能和容易。我们称这种姿势调整为"姿势设置"。它是预期性姿势变化,伴随在任何运动中。霍勒克(Horak,1987)说:

"姿势的调整不仅是对意想不到的干扰做出的感觉反馈的结果,而且也是对预期的、自我产生的扰动,'前馈'的结果。"

姿势反应是一种主动运动,尽管它是由皮层下控制的和自动的。它使我们能控制头部和躯干,并维持或恢复从头到躯体和从躯体到四肢的正常协调关系。更重要的是,它还赋予我们维持和获得平衡的能力。无论它们仅仅是张力变化,还是可以看得见的运动,都与那些随意运动一样具有复杂的协调模式。姿势和运动动作之间没有分界线，只有从一个到另一个流畅的过渡。姿势是每个运动动作的一部分，如果一个运动动作在任何阶段停止了，那它就变成了一个姿势。

早期协调能力的发育与姿势反应的发育是逐步成熟的，当获得更复杂和更自主的技能活动时，相应的姿势反应就会显现、修正和消失。它们与儿童在行走和用手进行自助及掌握技能的各种运动发育的重要阶段是相一致的。

运动自动控制的发育被沙尔顿布兰德（Schaltenbrand，1927）称为"基本机能运动"。了解协调发育对于治疗所有上运动神经元病变患者是必要的。

为了评定和治疗，可以将自动姿势反应分为以下三大类：

翻正反应

翻正反应是一种自动反应，用于维持和恢复头部在空间中的正常位置（颜面垂直，嘴巴水平），头部与躯干的以及躯干与四肢的正常协调关系。它们在婴儿时期发育，并在五个月大时发育成熟。翻正反应的运动模式是我们最早的活动，例如从仰卧到俯卧，再从俯卧到仰卧；从仰卧和俯卧的姿势中抬起头；用手和膝盖爬行；坐起来和站起来。在这些活动中，围绕身体轴线的旋转起着重要的作用。这些反应在婴儿成长中发育，逐渐被修正并整合到更复杂的反应活动中，如平衡反应和自主运动，这是基于建立成年生活运动模式所必需的。在人的一生中，如从地板上站起来、从床上爬起来、坐起来、跪下来等等，这些都是不可或缺的。

平衡反应

平衡反应是一种自动反应，在我们所有的活动中，它有助于维持和恢复均衡,特别是当我们处于跌落的危险中时。它的发育逐渐与翻正反应重叠。在任何运动中,重心的变化都需要持续的姿势调整,即使是很小的变化也要通过身体肌肉系统的变化来应对。姿势的调整有时可能是肉眼看不见的肌张力变化,但可通过触诊或肌电图感觉到或检测到。如果重心有相当大的位移,例如有跌倒的危险时,平衡反应是不同范围的反向运动,以恢复受到威胁的均衡。所有的平衡反应、张力变化和运动必须在适当的范围和时机中迅速地协调。

平衡反应可以通过将身体固定在支撑面(如地面)上移动来测试,也可以通过可移动的平台或可倾斜的台面来测试。我们在乘坐任何一种交通工具时都需要这些反应。随着时间的推移,反应变得越来越高效,以至于在一般情况下,我们仅依靠躯干和下肢就能够保持平衡,使我们的手臂得到很好的解放和自由,以发挥熟练的操作功能。平衡反应包括翻正反应的模式,如头部控制和躯干及骨盆的旋转。它们是我们对抗伤害的第一道防线。

另一个与平衡反应的发育密切相关的重要的自动反应是"手臂的保护性伸展"反应,也称为"降落伞反应"。当平衡反应不足的情况下,这种反应为人类的第二道防线服务,即当跌落时,手臂和手被用来保护头部和脸部免受伤害。在偏瘫患者中,痉挛会妨碍两组自动反应在患侧起作用。因此,患者在坐、站和行走时都不愿意将身体的重量放在偏瘫一侧。

肌肉对姿势变化的自动适应

肌肉自动适应姿势改变的反应可以在躯干和四肢上观察到。它们与平衡反应在一定程度上是重叠的。对于一个正常的人来说,中枢姿势控制机制在进入重力和抗重力运动时管理着肢体的重量。这个机制被称为"重力性姿势适应"。比弗尔(Beevor,1904)做了以下相关的观察描述:

"在每一个以重力为方向的缓慢的、无阻力的运动中，向这个方向运动的肌肉都是放松的，与此同时，它们的拮抗肌收缩并支撑每个位点，如果运动继续，后者将逐渐完全放松。"

他给出了以下例子：

"当身体向前跌落时，竖脊肌的收缩是自动发生的，显然不需要有意识。它可以通过向前倾，用一只手支撑身体的重量来证明。当突然拿开那只支撑的手身体向前跌倒时，竖脊肌将立即收缩。这种收缩是一种本能的、自动执行的保护性动作，它总是会发生的，除非有意识地努力去抑制它的收缩。当一侧的侧屈中需要克服障碍时，可以感觉到该侧的腹直肌和竖脊肌与腹外斜肌和背阔肌一起收缩，可能还有腰方肌；但是把躯干向一边倾斜，比如说沿着重力的方向向右倾斜，当没有任何障碍需要克服时，该侧的肌肉就会开始运动，但一旦躯干的重心转移到中线的右侧，右侧的肌肉将放松，对侧（左侧）的肌肉，即拮抗肌将会收缩，就像脊柱前屈时竖脊肌收缩一样。"

比弗尔的研究最近已被克莱梅森（Clemessen，1951）的肌电图观察结果所证实。

正常人在抗重力运动时是主动的。除非给予充分的支持，否则放松是一种自主习得的能力。例如，如果检查者举起被检查者一只手臂，在动作的任何阶段突然松开，手臂不会掉落下来，而是停在那里并保持该姿势。这样，正常人就可以主动地、自动地控制动作的每一个阶段。我们称这种操作为"滞空"。我们使用它进行评定和治疗（见图 2.1a，b，c）。正常的姿势控制为自主功能活动提供了三个先决条件。

（1）适当强度的正常姿势性张力。术语为"姿势性张力"，而不是"肌肉张力"，在这里是强调这样一个事实，即为了维持姿势，中枢神经系统立即激活涉及一大群肌肉的协同模式。姿势性张力必须足够高，以抵抗重力，但也应该足够低，以给运动让路。

图 2.1a　肌肉对姿势变化的自动
　　　　　适应（见正文描述）

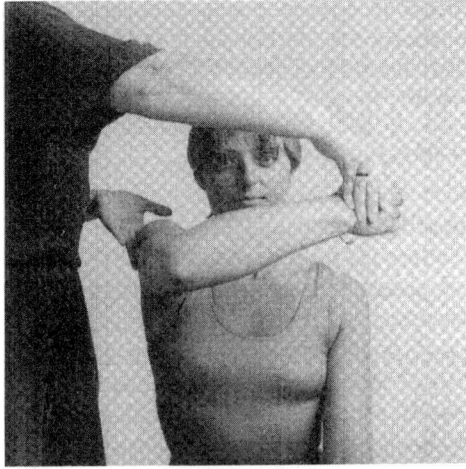

图 2.1b　正常人运动时的控制

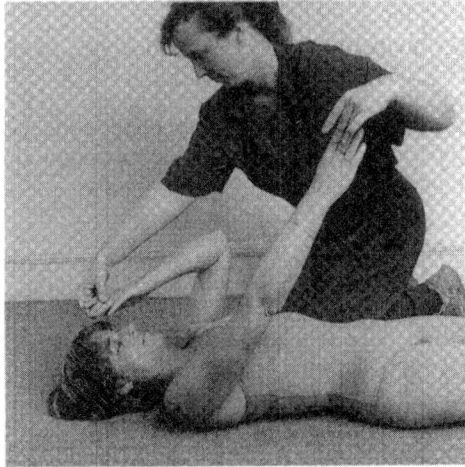

图 2.1c　正常人运动时的主动跟
　　　　　随

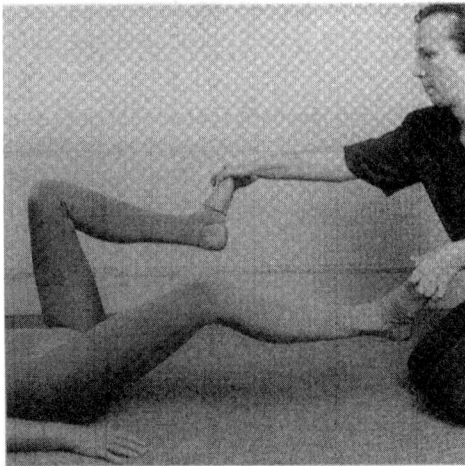

（2）肌肉正常的相互作用：

a. 近端协同稳定，允许远端节段的选择性运动。

b. 肌肉对姿势变化的自动适应。

c. 针对运动的时间顺序和空间定向，将主动肌、拮抗肌、协同肌集合，进行分级控制。

（3）以翻正和平衡反应的自动运动模式作为自主功能活动发生的背景。

上运动神经元损伤的影响可以认为是正常中枢姿势控制机制被干扰的结果。正常运动能力被干扰是由上述三个正常姿势控制基本前提的病理偏离引起的。我们发现的不是正常的姿势张力，而是痉挛；我们看到的是一些静态的和刻板的姿势模式，而不是正常的翻正、平衡和其他保护性反应，如在跌落时手臂的保护性伸展（降落伞反应）。我们处理的是异常姿势反射模式的释放，这些模式可能是种系发育上的原始模式。它们造成了患者夸张性静态姿势模式，导致患者失去或抑制了高度整合的动态的翻正和平衡反应。

第三章

异常姿势反射活动

在偏瘫患者中,异常的姿势反射活动对运动干扰的主要因素有:

(1) 联合反应。

(2) 非对称性紧张性颈反射。

(3) 阳性支持反应。

联合反应

沃尔什(Walshe,1923)将联合反应描述为强直性反射,即肌肉失去自主控制的姿势反应。在偏瘫患者中,联合反应导致整个偏瘫侧痉挛状态的广泛增加。这可能表现为偏瘫情况的加重。如果痉挛程度是轻微或中度的,肢体会发生偏离躯体的移动,给人一种"运动"的假象,尽管这只是肌张力的变化,而不是严格的生理意义上的运动。在强痉挛的患者中,我们会发现对立肌群的共同收缩,联合反应也有可能不产生肢体的偏移,只能通过触诊检测到。应该将联合反应与联合运动(也称为共同运动)区分开来,后者是正常的,可以在幼儿的发育过程中看到,也可以在成人学习新的和有难度的运动任务时看到。福和福(Fog and Fog,1963)指出:联合运动是两个或两侧肢体的运动,一侧肢体的动作加强另一侧身体的活动。

沃尔什(1923)说:

"在弛缓病例的检查中,手臂或下肢没有任何联合反应的迹象。在痉挛病例中,当正常肢体强而有力地自主活动时,反应或多或少都会发生……痉挛程度越高,联合反应就越强烈,持续时间也越长……反应有一个较长的延迟期,通常发展缓慢,并可能超过刺激的持续时间。联合反应的持续时间大致相当于运动或收缩的持续时间,但在某些情况下,会出现长时间的后收缩(也称为后发放)或痉挛的张力迁延,可持续数秒钟。在一个病例中,这种强度在持续 40 秒后,仍然没有减弱……可以这样说,肢体越是痉挛,延迟期和后收缩的时间就越长。事实上,拮抗肌群,伸肌和屈肌都被观察到了共同收缩。"

南森(Nathan,1980)也表达了类似的观点:

"每次反应之后都跟随一个后续放电。这影响到了做出反应的肌肉,并蔓延到许多其他肌肉……部分原因是运动神经元过度活跃,肌肉张力增加,阈值降低,对所有刺激的反应过度和延长;这些特征构成了痉挛状态。"

联合反应以及对痉挛患者的影响

所有痉挛患者均存在不同程度和不同类型的联合反应,不仅偏瘫患者有,痉挛型双侧瘫和四肢瘫患者也有。沃尔什描述并在一个偏瘫患者的手臂上做了测试,但它们会出现在患者身体的所有受痉挛影响的部位。在痉挛患者和正常人中,张力与兴奋程度和过度用力有关。然而,对于正常人来说,这种紧张感的增加是短暂的,并且与运动模式的正常协调一起发生,而运动模式与正常运动一样是可变的。但在痉挛性患者中,由于兴奋和过度用力而导致的紧张感增加,将造成刻板的痉挛性异常模式,这种异常模式又由于后收缩而持久存在。后收缩是由于缺乏抑制,并对单调重复性动作的表现起着损害作用。每次尝试重复一个动作,患者的痉挛就会增加,因为在两次动作之间没有抑制机制。这种后收缩的影响在重复性动作的逐渐恶化中表现得很明显,比如步行和使用手臂及手时。随着对立肌群的痉挛状态和共同收缩的增加,动作将变慢,范围将变小,用力程度将增加。由于联合反应对痉挛模式的强化和巩固,随着时间的推移,将导致挛缩和畸形。联合反应可能由患者体验到的任何困难引起,例如:由于缺乏平衡而害怕跌倒,或在遇到陌生人时变得焦虑不安,在语言障碍或构音障碍患者中,存在的沟通困难等。联合反应不仅影响健侧到患侧的活动,也可能从患侧上肢到患侧下肢,反之亦然。在治疗中,这是一个信号,患者不应该过度用力地使用他身体的任何部分,并且必须改善他的平衡,以减少他对跌倒的恐惧。在任何时候都要治疗全身而不是身体某个部位,例如,如果只致力于治疗步行,而不让患者的手臂同时参与治疗,任何改善手臂和手功能的机会可能会因为痉挛的增加而丧失,或者通过只致力于手臂和手的活动,下肢的痉挛会增加。

为了减少治疗中联合反应的不利影响,应考虑以下方面。

(1)动作应缓慢,也就是说,动作之间允许有抑制的时间,这样痉挛和后收缩的情况就会减少。

(2)通过抑制运动模式的某些部分,可以抵消兴奋性扩散到整个痉挛模式。应用这种方式,治疗师帮助患者的抑制活动,减少他的痉挛状态。

(3)当运动开始恶化时,治疗师应该立即抑制痉挛状态。

(4)在治疗开始时,将兴奋性和用力程度控制在最低限度,然后逐渐增加,但前提是治疗师能够通过抑制性控制保证患者的运动质量。

(5)通过选择性运动的使用,治疗师帮助患者学会抑制痉挛状态。

非对称性紧张性颈反射活动释放的影响

像联合反应一样,非对称性紧张性颈反射是被释放的强直性反射，它们妨碍了皮层的高级控制。在痉挛患者中，它们影响肌张力分布和肢体的姿势，并且上肢的影响大于下肢。在头部向一侧旋转时，"颌"侧肢体的伸肌张力增加，"颅"侧肢体的伸肌张力减弱，而屈肌张力相对增加。反应的强度因个体情况而异。在强痉挛的情况下，可以看到即时性反应。当头部转向麻痹的一侧时，"颌"侧肢体会僵硬地伸展，而当头部转向非麻痹一侧时，"颌"侧肢体会屈曲。在痉挛程度不太严重的情况下，可能会有几秒钟的延迟（紧张性反射延迟期），然后反应缓慢开始，且强度不高。沃尔什（1923）发现，如果患者主动转动头部，并且是在抗重力的作用下进行旋转，反应会更明显。在许多情况下，通常是在那些严重的痉挛情况下，不能观察到适当的反应，尽管张力变化可能发生，但它们造成的运动不够明显。然而，在被动抗阻屈曲或伸展的肢体试验中，将揭示这些张力的变化。如果手臂屈肌痉挛在前，它将表现出在头部旋转时"颌"侧手臂伸展时阻力的减少，而"颅"侧手臂将显示出对被动伸展的增强的抵抗力。

　　两个紧张性反射，即联合反应和紧张性颈反射相互作用。因此，当患者把头从患侧转开，用健侧的手挤压物体时，麻痹侧手臂屈肌痉挛会变得更严重（见图 3.1a）。但如果患者用健侧的手挤压物体时，将头部转向偏瘫的一侧，它可能会伸展（见图 3.1b）。

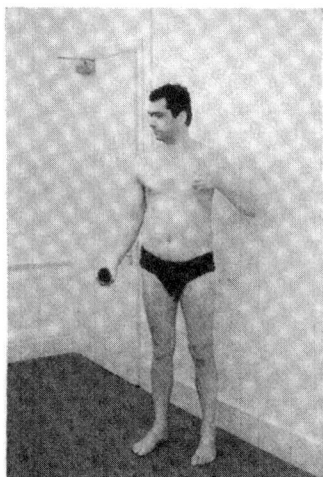

图 3.1a　中度痉挛患者。当头转向右侧时非对称性紧张性颈反射和联合反应的相互作用

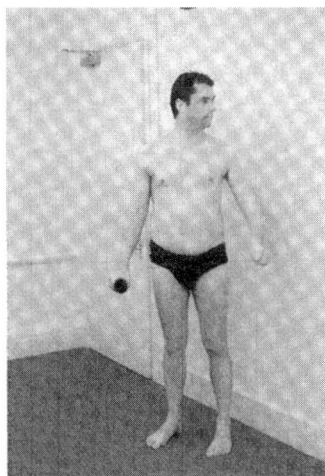

图 3.1b　与图 3.1a 同一个患者。当头转向
左侧时的表现

阳性支持反应释放的影响

阳性支持反应是谢林顿(1947)描述的脊柱伸肌推进的静态修正,
它是一种短暂性的伸肌反应,由对足底的突然压力刺激引起,影响肢
体所有的伸肌及它们的拮抗肌。

造成阳性支持反应的充分刺激有两个方面:

(1)通过牵伸足内在肌而产生的本体感觉刺激。

(2)足底接触地面引起的外在感觉刺激。

阳性支持反应的特点是同时收缩屈肌和伸肌。在这种反应中,拮
抗肌的功能分组完全不同于在普通运动中发生的功能分组。拮抗肌
不是放松,而是收缩,发挥协同作用,导致关节固定(共同收缩)。

正常的阳性支持反应允许适度地收缩和必要的平衡机动性。在
步行中身体向前移动到支撑足上方,髋关节和膝关节适当机动,抬下
肢迈步,以及上下楼梯。但在痉挛患者中,阳性支持反应从高级中枢
的控制中释放,并与下肢的伸肌痉挛相结合,形成一种夸张性的痉挛
反应。

感觉和知觉障碍

如果存在相关的感觉和知觉障碍，将大大增加患者的困难。它们将严重妨碍有效治疗，并对功能性残疾的康复造成不利影响。

在正常的运动中，中枢神经系统的运动中枢和感觉中枢之间存在着密切的关系。感觉和知觉障碍对启动和执行正常运动行为能力的影响是深远的。玛格丽特·莱因霍尔德(1951)强调：

"自主运动部分取决于：

1. 对浅和深感觉的感知。

2. 运动的力量和协调。"

我们的所有运动都是对外界通过外感受器，特别是距离感受器，眼睛和耳朵的感官刺激作用于中枢神经系统所做出的反应。这些感觉信息被中枢神经系统集成在不同层次中，并根据环境的要求产生协调反应。以这种方式发起的运动在整个过程中受到肌肉和关节等本体感受器的持续反馈的指导。在对大脑应对电刺激的反应研究中，我们已经熟悉了从特定的感觉和运动功能的局部区域来思考大脑皮层。然而，在正常功能的机体中，大脑皮层的活动是一个整体，因此，我们应该把感觉—运动区域看作一个功能单元。沃尔什(1948)表达了这一观点，他写道：

"我们之所以把锥体系统看作是一个内在的、共同的途径，是因为通过它，在自主运动中，感觉系统开始并持续地引导神经运动机制的活动。这种感觉的附加是自主运动的一个条件，并且除非我们把两者结合起来考虑，否则我们不可能期望看到两者各自的目标。"

特威切尔(1954)也强调了运动感觉系统完整的重要性，并指出完全性神经传入阻滞导致一个肢体运动的缺陷远比中颞区消融术造成的运动缺陷严重。

最常见的感觉和知觉障碍与视觉、听觉、本体感觉和触觉有关。

偏瘫患者视觉障碍的一个常见并发症是同向性偏盲,它可能是暂时性的或持续性的。它可能与偏瘫一侧的全身麻木或无知觉有关,受影响一侧的对象可能不可见,也可能被忽略。一般来说,患者对自己偏瘫侧不能移动或整个偏瘫侧笨拙的动作漠不关心。在个别病例中,偏身感觉缺失可能有不同的表现,从患侧整体知觉完全丧失,甚至否认其存在,再到患侧身体内部表征的歪曲等。

听觉障碍最常见的表现形式是在治疗患者时缺乏理解能力。通常,这可能是零碎的和波动的,随着患者一般性警觉状态而有很大的变化。

右利手的右侧偏瘫最常见的表现是明显程度的痉挛伴语言障碍,而左侧偏瘫通常表现为轻微程度的痉挛,甚至弛缓,并伴有明显程度的感觉和知觉损害。

布雷恩(Brain,1956)对本体感觉、触觉和其他感觉的损伤做了如下描述:

"对姿势和被动运动的认识能力经常受到严重损害;对轻触的认识能力和准确定位能力以及对两点辨别觉能力也会受到严重损害;对大小、形状、形式、质地和纹理的认识能力往往会受到影响;对疼痛、热和冷的定性成分仍然可以识别,但在处理中间尺度的热刺激时,患者可能会难以辨识这两者中哪一个更热。"

丘脑或丘脑周围病变通常涉及缺乏对肢体空间位置及其与身体关系的认识。这可能会影响对肢体动作的理解,也可能会影响将肢体移动到任何姿势的理解,或者两者都有影响。对肢体运动的识别比肢体在任何时间的静息位置所受的影响都要少。

皮质病变产生的变化往往是隐匿的和波动的。它们随患者的一般意识状态而变化。它们揭示了皮质注意力不集中和消失的症状。例如:当手臂或下肢的双侧相同部位被同时触摸时,触觉只会在未受影响的一侧被感知到,尽管当只测试受影响的一侧时,触摸可能会被感知到。在老年人中,感觉残疾往往因一般迹象的衰老、动脉硬化和间歇性的精神混乱而加重。在急性期早期，这些相关的感觉障碍可能在最初的几周或几个月内不治疗而得到改善，但对于残存偏瘫的患者，它们对病情的预后和治疗效果都有严重影响。

关于治疗的含义

本书后面描述的治疗原则和技术是基于这样一种观点：痉挛是由异常姿势反射机制释放引起的，这种机制导致了静态功能的夸大，而牺牲了动态姿势的控制。最初是根据经验发展的，试图描述治疗是如何起作用的。它仅仅是一个工作假设，以解释观察到的事实（Bobath K，1980）。

这种治疗的目的是帮助患者通过他们自己的抑制而获得控制痉挛模式释放的能力。这种自我抑制能力是通过对患者的特殊治疗干预而让其获得的，并因此而易化高级综合的翻正反应和平衡反应。这些反应是正常中枢神经系统姿势控制机制的静态—动态运动模式，是正常功能技能运动的自动背景。在我们看来，使用不同方式的感觉输入，就像某些其他治疗方法倡导者所建议的那样，使用特定的感觉刺激，如冰敷、振动或放松等，并不是问题的答案。在一些偏瘫患者中，即使最彻底的临床检查也不能发现任何感觉或知觉障碍。患者能看到和听到，也能定位触摸，感知到运动和姿势的变化。然而，即使有这种正常的感觉输入，患者还是只能以异常的姿势和动作模式作出反应。其原因是，病变实际上"切断"了高级中枢的综合活动，而产生了异常的运动输出，它们以一种"短环路"的形式释放异常痉挛模式。因此，应该尝试着通过给他输入比较正常的张力感觉和运动感觉以使其改变运动的输出，并教会他如何在没有帮助的情况下控制住它们。要做到这一点，必须逐步帮助患者控制异常的姿势反射活动，疏通导致异常模式的"短环路"，从而重新建立起比较正常的运动模式。

经验表明，每个患者身上都有一些未被开发的潜能，可以进行比

较高级的组织活动。如何发挥这种潜能是个双重的问题，如果达到了
目的，就要给出合理的解释，否则，就要分析其原因。

分流规则及其在治疗中的应用

马格努斯（Magnus，1924，1926）的分流规则在某种程度上解释了
第五章和第六章描述的治疗是如何工作的原理。K. 博巴斯（1959）强
调了其在治疗上的重要性。谢林顿用一只脊髓蛙做实验，他发现相同
的刺激作用于特定反射的同一接收区域可能会产生完全相反的结果。
例如，脊髓蛙伸展着的腿的足趾被夹痛时，导致整条腿的屈曲运动，包
括屈曲和外展。腿部的屈肌收缩，而拮抗的伸肌则因中枢交互抑制而
放松。然而，如果腿最初是屈曲的，夹痛其足趾，也就是在同一接受域
内给予相同的刺激，会产生相反的结果，即腿的内收和伸展。他称这
种现象为"反射性逆转"。马格努斯在看到谢林顿报告的这一观察结
果后，对反射性逆转进行了类似的观察。例如，他让一只猫侧身躺在
桌子边缘并将它的尾巴垂下来。在捏住一条腿的足跟时，尾巴向上移
动。当把猫放在另一边，尾巴再次垂下来后，捏住猫的足跟，则会导致
尾巴再次向上移动。在为这种相反的反应寻找可能的解释时，他在尤
可斯卡尔（von Uexkuell，1905）法则中找到了答案。尤可斯卡尔当时
在对低等和原始生物海蛇或海星的研究中发现了类似的反应。尤可
斯卡尔指出，在原始的反射中，刺激的结果是可以预测的，具有一定的
准确性。当刺激有利于被拉长的肌肉群时，处于收缩和主动缩短的肌
肉群则趋于中枢抑制状态。

基于这些实验，马格努斯制订了他的"分流"规则，该规则发展了
分流观点，使之可以应用于高级生物体的运动反应。他指出，在运动
过程的任何时刻，中枢神经系统都真实地反映出肌肉组织的伸长和收
缩状态。换言之，是肌肉的状态决定了中枢神经系统内兴奋性和抑制
性处理过程的分配，以及随后的兴奋性信号和抑制性信号向外周的输

出。因此,是身体肌肉组织控制着中枢神经系统内突触连接的打开和关闭,并决定随后的输出。马格努斯还发现,分流原理的最大效果来自身体的近端部分,即脊柱、肩胛带和骨盆带。

很明显,接受了分流原理,我们发展出了一种从外周,通常从身体近端开始,也就是通过本体感觉系统影响和改变运动输出的方法。在处理偏瘫患者时,通过改变身体和四肢部位的相对位置关系,我们可以改变他异常的姿势模式,并停止(抑制)造成"分流"的痉挛模式的兴奋性输出。同时我们可以引导患者的主动反应,发展出比较正常的协调模式,引导进入到高级的综合的和复杂的模式通道。通过这种方法,即通过抑制异常模式来减少痉挛状态,同时亦易化了比较正常的姿势反应和运动活动。

在第六章中,将详细描述这种将现有模式在不同组合中分解和重新合成用于功能性使用的治疗方法。

第四章

基于初始评估、治疗计划和进程的运动模式的评定

当前,有几个概念用于对成人偏瘫的评定。它们代表以不同的方式看待和解释同一患者的需求。例如,同是一个"康复"概念,可以是针对患者功能能力的评定,也可以是对单个关节"运动范围"的评定,或者是针对"肌肉力量"的评定。然而,本书主要关注的是对"运动模式质量"及其对选择性功能运动影响的评定。

评定和治疗是密切相关的。如果想从治疗中获得最好的效果,对每个患者的问题进行全面评定是基本的需要,这两者不应被视为不相关的存在。治疗应在反复和仔细评定的基础上进行计划和持续。如何观察、评定和解释患者的问题,将决定治疗师的治疗方法、治疗目标和所使用的技术。然而,现在使用的许多评定方案与治疗的方法和目标无关,因此,在制订治疗计划和提供有关治疗结果的信息方面失去了一个宝贵的建议。

在更详细地考虑对运动模式质量的评定之前,需要先明确上面提到的相关概念。

"康复"的概念及评定

通常"康复"的概念关注的是评定患者的功能能力,即自理能力和

日常生活能力。虽然这很重要，但也有其局限性，因为它是定量评定而不是定性评定。它并没有提供患侧功能质量改善的信息，而只是笼统地指出患者在使用或不使用患侧肢体的情况下，整体上能做哪些活动。此外，功能性活动的评定本身并没有给出患者是如何进行活动的任何明确指标；没有明确有多少活动是由患侧完成的？是否使用了假象或异常的动作？或在何种程度上，是非患侧对患侧的代偿？这种不考虑其异常程度的评定类型被设计用来评定能力，是考虑不到功能质量的。因此，在着手制订旨在改善患侧功能模式的治疗计划或评价治疗所取得的质量改善与否方面，这样的评定是不具备充分指导意义的。

单个关节"关节活动范围"的概念与评定

对单个关节活动范围的评定通常是基于这样的一个概念，即如果他的肌肉有足够的力量，任何关节在其活动范围内的被动活动将表明患者有能力主动进行被动活动范围里的运动。

这种类型的评定通常与功能评定一起进行，但却与功能评定无关。因为它没有考虑到痉挛状态对关节活动范围的影响。在不存在痉挛的情况下，除少数长期残存偏瘫的老年患者关节可能发生了一些改变外，偏瘫患者的关节活动范围是不受影响的。患者痉挛状态的程度和分布是一个非恒定的因素。痉挛患者的关节活动度和关节活动限制也是不确定的和可变的。凯利和戈蒂埃·史密斯(1959)写道：

"到目前为止，还没有发现能客观地测量痉挛的方法，临床观察仍然是最好的方法。运动范围的测量是不准确的，肌电记录显示每天都有很大变化，痉挛的程度每天亦都在变化。"

此外，对单个关节活动范围的评定并没有显示功能使用中的情况，因为单独被动运动时可以完全移动的关节，在与其他关节同时以某种模式进行测试时则可能会受到限制。例如，如果患者的手指和肘关节没有同时伸展，则腕关节可以在整个范围内伸展，但如果测试的是手指和肘关节的同时完全伸展,其腕关节的伸展则会受到限制。同样,当患者的手臂水平外展时,前臂能够进行充分的旋后,但当手臂在肩部前屈时就不行。或者,当下肢处于屈曲状态时,踝关节是可以充分背屈的,但当下肢处于伸展状态时则不可以。在中度痉挛的患者中,下肢在外旋和外展状态下能实现踝关节背屈,但在内旋和外展状态下则不能实现。

“肌力”的概念与评定

对个别肌群的肌力测试通常是基于这样的一个概念,即个别肌肉群的虚弱或麻痹是患者不能进行或无法进行某些运动的决定因素。这将会导致只加强虚弱肌群而不考虑肌群虚弱原因的治疗,或只注重了表现而忽略了实质的治疗。

对个别肌肉的肌力测试,如在小儿麻痹后遗症和其他肌肉无力的情况下所做的测试,对于偏瘫患者是不可靠的。原因如下:

(1) 肌肉无力可能是假象,只是相对于痉挛性拮抗肌而言的。如果痉挛减少,“虚弱”的肌肉可能会显示出正常的力量。凯利和戈蒂埃·史密斯(1959)在讨论鞘内注射苯酚治疗反射性痉挛和痉挛状态的结果时指出:

> “很多患者不是因为虚弱,而是因为张力的增加而丧失了能力,在一些患者中,在张力的减弱中表现出了令人惊讶的自主运动的能力。”

在痉挛的情况下患者中枢神经系统的交互支配关系与正常人是不一样的。肌肉或肌肉群的收缩不会导致正常适应性的交互释放,即不能适当地抑制它们的拮抗肌。代之而来的是对立肌群的过度收缩。这是由于牵张反射的加强,使被拉长的拮抗肌异常强烈地响应和持续性地收缩,这说明了主动肌的明显弱化。这种“共同收缩”在近端表现得最为明显。而在远端,我们通常会发现交互的紧张性抑制,即一组肌肉处于痉挛状态并完全抑制其拮抗肌的作用。在一些低姿势性肌张力的患者中,存在交互抑制因素和共同收缩的缺失,在这种情况下,对运动适当地控制是不可能的。

(2)当某肌肉本身被作为原动力进行测试时,似乎由于太弱而不能充分收缩,但可能会在整体模块化运动时产生强有力的收缩,比如作为异常强直反射的一部分。

(3)肌肉无力可能是由于感觉缺失造成的,触觉或本体感觉或两者皆有可能。这时若在一定强烈的感觉刺激下,就有可能使明显虚弱的肌肉有效地收缩。

(4)我们认为偏瘫患者的肌无力和需要加强锻炼是次要的问题。主要的问题是他们异常的姿势控制和运动协调。尽管在一些外伤性和骨科疾病中,特别是在长期使用石膏和支架固定后,肌肉因不活动而出现萎缩,但在周围神经供应完整、肌肉血液循环不受阻的痉挛病例中,这种情况是很少见的。即使有废用性肌萎缩的情况,通常亦发展得较晚。我们曾见过患有长期偏瘫、伴有强烈痉挛和共同收缩的患者,他们的肌肉发达,但却无法使用它们进行运动。

运动模式评定的基本概念

以下对患者运动模式的评定表述是定性的,而不是定量的。这是基于对患者患侧运动功能的观察。

异常的协调被视为偏瘫患者的主要困难,因此,对这种协调的评定是至关重要的。偏瘫患者的协调问题与其他上运动神经元损伤患者的问题相似,本书后面部分给出的许多测试也可以应用于这些情况。

如上所述,关节活动范围受限和肌肉无力被视为次要问题。它们只是患者在姿势和运动方面异常协调的症状,即肌肉活动的异常模式。痉挛状态表现为释放的各种强直性反射活动相互作用下的刻板模式。另一方面,弛缓无力是由于缺乏抗重力的姿势反射活动的结果,即张力太低,没有活动模式,既不能说明正常也不能说明异常。在许多情况下,我们发现的是一种痉挛性和弛缓性的混合状态,例如,在下肢的痉挛状态中释放的是强直性反射活动,而在弛缓状态的手臂中却是缺乏姿势性张力和正常的姿势性反应。正常的姿势反应需要正常的姿势性肌张力,而正常的姿势性肌张力又是正常姿势反应的结果,因此,在治疗中若获得了这些正常的姿势反应,则可以减少痉挛,也可以在弛缓状态下,使姿势张力增加(Bobath K,1966;Bobath B,1969)。

偏瘫患者无法进行自主运动,或者他仅能够以异常的方式进行运动,在很大程度上是由于正常姿势反应模式的缺失。自主动作并非完全自主,而是依赖于在完全自动的姿势控制背景下进行的。克里奇利(Critchley,1954)写道:

"尽管不是在有意识的水平上,但所有相关的肌肉活动都得到了调节,从而形成了一个和谐的运动,其中的主动肌构成了主旋律。这样就形成了一个协同单位。在这一过程中,只有主动肌实施了行动的自主的、有意志的、有意识的部分,而运动的其他部分则发生在不同程度的无意识之中。"

姿势调整的自动动作与随意运动如影随形。它先于随意运动启动并不断地改变"姿势设定",以这种方式易化患者的运动质量。

姿势张力和运动模式的评定

医生的临床体检报告会向治疗师提供有关患者临床状况所有必要的信息,但这不足以帮助制订治疗计划。为此,治疗师需要做出自己的初步评定,不仅要评定患者能做什么,用什么方式做,还要评定他不能做什么。我们会发现他用非偏瘫侧代偿了多少;他是否真的需要这样多的代偿;他是否可以学会用更少或更好的方式来代偿等。换句话说,发现、获得和发挥相关肢体被忽视的潜能是明智的和必要的。

如果期望的功能不正常和/或很难实现,治疗师必须找出是什么干扰了它。通常,这是由于强直性反射活动的释放和痉挛以及异常的交互神经支配关系相互作用的结果。但同时也存在对先前运动模式记忆的丧失和感觉缺陷的问题。这两个问题是密切相关的,在进行评定和制订治疗计划时认识到这一点是很重要的。初次评定提供了一个有用的基础,在以后的阶段,可以根据这个基础来比较患者的病情。但是评定并没有止步于此,它是每次治疗过程中必不可少的一部分,因此评定和治疗应该携手并进,它们绝不应该被视为彼此独立的存在。在治疗期间,必须持续评定患者的表现,以便认识其潜在能力,并据此制订治疗计划。持续的评定应能够制订系统的治疗计划,调整患者的困难等级和治疗需求。

对患者姿势和运动模式的评定可以提供有关功能能力的信息。不仅要评定患者需要的特定功能技能的运动模式,还要评定干扰这些技能的异常运动模式。这给了治疗师一种计划治疗的方法,目的是给患者提供对功能使用至关重要的各种模式的组合,并抑制那些干扰正常或比较正常的功能模式的异常模式。功能性使用需要有选择性的运动,即以各种各样的运动模式和多变的姿势背景来支持这些运动。在痉挛的情况下,在一个或两个典型的异常姿势的协同作用下,姿势会减少到静态功能。肌肉只能作为这些协同作用的一部分,因此不能有适当的功能性使用。伯恩斯坦(1967)写道:

"一个令人遗憾的事实是,没有一个病例已知的病理性协调,同时不伴有病理性紧张的,并且没有一种神经组织是与这些功能中的一种有关而不与另一种有关的。"

因此,对患者姿势模式的评定也包括对其姿势张力的评定,即对其痉挛状态的强度和分布的评定。如前所述,由于痉挛状态是可变的,其强度随着患者中枢兴奋状态的不断变化而变化,因此无法准确测量。其在全身肌肉组织上的分布随患者头部的空间位置、头部与躯体关系以及四肢近端关节的位置而变化。由于痉挛状态与偏瘫患者典型的异常姿势模式是密切联系的,因此,对痉挛的单独评定是不必要的,就像姿势张力和模式是同时评定的一样。

感知觉缺陷及其对运动表现的影响

在所有偏瘫病例中,重要的是测试感觉,以了解患者的运动障碍,即运动模式的丧失或肌肉无力,在多大程度上可能是由于感觉障碍引起的。为了发现治疗中给予的感觉刺激是否产生了任何变化,不时地重复感觉测试也是很重要的。

在这些患者中可以发现各种各样的和程度各异的感觉缺陷,从轻微或部分感觉丧失到患侧肢体完全失认。患者可能丧失位置感,无法识别被动动作。他可能无法识别放在他偏瘫侧手中的物体是什么,或者它们的大小、形状或纹理。他可能无法感知局部接触、按压或疼痛,虽然他或许知道冷热的区别,但他可能无法区分冷热的程度。

如前所述,许多偏瘫患者的运动障碍会因感觉损害而加重。感觉缺陷患者缺乏运动的冲动,不知道如何运动,他们感觉不到正常的肢体或肢体节段。有趣的是,许多患者在下肢和足上的感觉辨别比在手臂和手上更准确。其中的一个原因可能是:在早期阶段的站立和行走中,下肢使用的易化,而手可能一直都不会被用到。另一个针对感知觉和运动恢复的相互关系的因素似乎是:在肢体近端比远端有更精确的轻触定位和两点辨别觉。虽然中度或轻微感觉缺陷的患者可以获得一些最基本的运动模式,但严重的和持续性的感知觉缺陷患者的功能恢复预后较差。

感知觉测试

虽然感知觉测试通常由神经科医生完成,但有些感知觉测试对治疗是有特定意义的,因此应该由治疗师完成。不时地重新进行感知觉检测是必需的,因为感知觉的改善往往是治疗的成果。

位置感和运动识别能力的测试

位置感和对运动的识别能力都应该进行测试,因为患者可能有比较好的运动识别能力,但在针对一个长周期的运动活动中,他却无法识别被移动后或者被调用后的位置感知觉,尤其在间隔很长一个时程后。我的一个患者能够通过自我来识别他手臂的动作,但在睡醒后却不知道它在床上的什么地方。

可以对仰卧位或坐位的患者进行检测,坐着时通常会得到更好的结果。治疗师移动他患侧的手臂,在不同阶段停止运动。首先从肩部移动开始,先让患侧伸臂,然后增加肘部、腕部和手指的动作,被动地执行各种运动模式。要求患者用健侧模仿这些动作,这样他就可以将自己正在做的动作与治疗师对他患侧的手臂所做的动作进行比较。然后蒙上他的眼睛,完全依靠自己的感觉。在他患侧的手臂做每一个动作后,移除眼罩,要求他观察和比较他自己健侧和患侧手臂的最终位置,看它们是否相同。通过这种方式,测试和训练可以结合起来进行。通常,肩部的动作比肘部、手和手指的动作更容易理解。他的下肢和足也应该做同样的测试。患者对自己运动的理解和对下肢和足位置的感觉往往比对手臂的感觉要好。

局部压力觉和轻触觉测试

用一个手指按压患者的肢体通常比轻触要好,且应在轻触肢体之前先按压。触摸应在肢体的不同部位进行,当他感觉到触摸时,要求他说"是",如果有语言障碍,他可以用点头示意。触摸的定位可以通过让患者把他的健侧手的一个手指放在触摸点来表示。如果定位紊乱,他通常会指向近端接触点,即如果触碰前臂,他则指上臂;如果手被碰到了,他则可能指到前臂;对手指的触摸,尤其是指尖的触摸,往往缺乏识别。通常,在下肢上的触摸定位比在手臂上要好。

立体感测试

　　一个被蒙上眼睛的正常人操纵并识别一个给他的物体是没有问题的,但患者往往是做不到的,因此,如果治疗师在他手中转动物体,可能会对他有帮助。如果他不能认出这个物体,可以让他说出它是硬的还是软的,是长的还是短的,是光滑的还是粗糙的,是圆滑的还是有边缘的等。

动态肌张力和姿势反应的测试

　　这种测试的目的是找出患者为什么不能做特定的运动动作以及是什么阻止了它。将正常人对运动的反应与偏瘫患者的反应进行比较。必须认识到,张力和运动是不可分割的,最好能同时测试。一个中枢神经系统正常的人,正常的协调功能和肌张力会主动地跟随和支持他做的任何运动,特别是在抗重力运动时。他的肌肉会主动地、自发地自我调整,以适应任何姿势的变化或任何运动。除非他有意识地或得到充分支持的情况下,否则,在测试中他既不抵抗运动,也不会因松弛而崩溃。这种自动调节可以防止受伤或失去平衡和跌倒。被动运动的协调模式与随意或应要求做相同的运动时是一样的。这意味着对运动的正常反应能力是正常随意运动的先决条件。它预示存在一个正常的姿势反射机制与正常的张力和运动协调机制。

　　然而,协调异常和张力异常的患者则不可能正常地调整自己的肌张力以适应姿势的变化,可能会出现激诺现象。在存在痉挛状态的情况下,一方面在被动运动中会有过度的阻力来对抗痉挛的模式,另一方面当运动进入痉挛状态模式时,又有不适当和过度跟随。

　　如上所述,张力和运动是相互作用的,因此,不应单独测试和处理。虽然我们看不见张力,但我们可以感觉到张力的变化。我们只能通过它对姿势和运动的影响来观察痉挛的迹象。然而,我们可以观察和评定运动动作以及它们的质量。这样，我们就同时测试了张力和运动模式。我们通过感觉张力变化的同时观察患者的运动动作来做到这一点。

偏瘫患者已经失去了正常抗重力的自动姿势反应能力。当他坐着前倾时，他的躯干屈肌收缩而不能使脊柱竖直，他倾向于向前和向下跌倒。当他被要求向患侧倾斜时，他该侧的颈部和躯干的侧屈肌收缩，而健侧的侧屈肌则不能收缩以支撑他，使得他倾向于向患侧倾倒。

患者在肢体运动时也失去了肌肉对重力的正常适应能力。肩胛带的屈肌、降肌和下肢伸肌的痉挛性收缩压制了它们的拮抗肌正常的姿势活动。在向下运动顺应重力的过程中不是适当地释放，甚至在运动的末端时这种痉挛性收缩反而增加，也就是说，肢体越朝向重力的方向运动，这种痉挛性收缩就越强。这导致拮抗肌的作用被完全抑制，即应该保持和对抗重力的肌肉群，以及应该抬起手臂或下肢的肌肉群的作用被完全抑制。因此，偏瘫患者在任何一点上都不能逆转手臂或做下肢下降的动作，尤其是在运动结束时。在任何阶段，当手臂或下肢没有支撑时，他都不能阻止它向下的运动。因此，当他的手臂垂下来或者屈曲着放在身体一侧时，他很难抬起来，当他的下肢完全伸展时，他也很难抬起下肢。下肢屈肌和手臂抬升肌的无力与它们的痉挛性拮抗肌对它们的抑制是相对应的，并且成正比。为了使患者在重力作用下抬起手臂或下肢，我们首先要恢复正常的反应机制来控制肢体的重量。我们可以通过先被动地抬起患者的手臂或屈曲下肢来获得这种控制，然后等到这些姿势没有痉挛的阻力时，逐步向下移动肢体，让患者在每个阶段都控制住肢体，如果他不能控制住的话，再向上移动一次；最后，如果患者能在伸展情况下把握住并控制住下肢，或者如果手臂在贴近他的体侧而没有让它掉下来的情况下，他就可以轻松地抬起下肢或手臂了。当他能够控制并在运动的任何阶段支撑肢体的重量时，他就能翻转它们，并用与向下顺应重力动作中同样活跃的肌肉动作抬起肢体。

除了作为一种测试方法外,这也是治疗的重要组成部分,被称为**滞空**。为了使患者获得主动控制,在运动手臂或运动下肢时只应给予最低限度的支持。对于痉挛程度比较轻的患者,他们能够根据功能技能的需要,控制和使用各种运动模式的组合时,治疗师应该在不同的位置和运动组合中诱导"滞空"反应机制,如内收和外展、外旋和内旋、肘关节屈曲和伸展、前臂旋后和旋前等。

当治疗师运动患者的身体或肢体时,使用的是患者预期稍后将会执行的但目前可能受到其痉挛状态模式干扰的完全相同的运动模式。当治疗师运动患者的肢体时,她就可以测试患者对加载给他的正常姿势和运动模式的适应能力。如上所述,当姿势反射活动正常且即时发生时,肌肉就会主动调整以适应姿势的变化。在整个过程中,只需要治疗师对患者的动作给予轻微的支持,患者就会主动跟随治疗师的任何动作,或者不给予指导,让他自己运动。通常情况下,一个人在运动时不是"松弛"的,而是主动控制他的身体或肢体的重量。如果在运动过程的任何阶段都能停住,使他的肢体不掉落,并且在另一个比较舒适的姿势出现之前自动地保持片刻,说明他自己能自动翻正。当被运动时,他没有给运动以阻力,他的肢体将感觉到轻松。如果患者在任何阶段,或在整个引导运动的序列中,都以这种正常的方式做出反应时,这就向治疗师表明,他可以在没有帮助的情况下,以正常的方式完成这一部分或整个动作的序列。但是如果存在痉挛状态,它对这种引导运动的影响将是双重的:

(1) 如果运动是逆于痉挛模式进行的,就会出现阻力。治疗师遇到的阻力的程度不仅表明了痉挛的程度,更重要的是,痉挛的程度干扰了患者在没有帮助的情况下进行运动的可能性。如果阻力很强,患者将无法做这个动作。如果是中度的,或者阻力只发生在运动的某些阶段,患者可以完成部分运动,甚至是整个运动,但却只是以一种异常的方式并付出了过度的努力来完成的。如果阻力很小,患者将能以比较正常的方式进行运动,但要比在正常情况下付出更大的努力,且速度更慢。这种因痉挛而产生的异常阻力,可以在手臂、手和手指的所有伸展、外旋、旋后和手指与拇指的所有外展动作中遇到;也可以在手臂抬高、水平外展、内收,肘关节屈曲,手腕、手指伸展,类似触摸对侧肩膀的运动时遇到。当手臂被抬升到与肩同高水平向前伸展并保持时,屈曲肘关节时也会遇到阻力。在下肢,髋关节、膝关节和踝关节的所有屈曲和足趾的背屈以及踝关节的旋前运动亦都会遇到阻力。

(2)如果顺着痉挛模式的方向进行运动,患者对被动或引导运动有不受控制的帮助动作。这种跟随表现为由于屈肌痉挛而突然出现的"拉",或由于伸肌痉挛而突然出现的"推"。如果屈肌或伸肌痉挛很严重,也就是说,如果屈肌的拉入或伸肌的推出的力量很大,那么被动逆转运动的企图也会受到同样强烈地抵制,患者也不可能主动做到。如果痉挛是中等强度或轻微的,这种不受控制的和夸张性的帮助可能只会发生在运动结束的时候。这表明,尽管患者可能无法逆转末端的运动,但他将会有一个他可以控制的初始范围,并在此范围内主动地逆转运动。

若有弛缓,则在移动患者的肢体时会感到沉重或异常地松弛,并且也没有主动调整肌肉以适应姿势变化的功能;患者也不会有主动地跟随和控制的运动;在没有支撑的情况下,他们也无法停止一个动作,也不会保持一个抗重力姿势。这表明治疗师对他缺少正常的姿势反应活动的训练,从而使患者无法在没有帮助的情况下主动地进行运动。

当测试响应针对被运动的姿势反应时,治疗师应测试患者的姿势张力以及他的运动能力。对治疗师给予被动运动的过度抵抗表明干扰患者主动运动的是异常的痉挛反应。在弛缓状态下,缺乏姿势张力表现为患者在不受控制的情况下被动运动时,身体或肢体的重量过大。姿势反应异常和姿势反应缺乏,即痉挛或无力可能发生在同一患者身体的不同部位或不同运动阶段。

痉挛的模式产生肩胛和上臂的后撤,固定和下抑,患侧躯干侧屈肌收缩,手臂在肩关节处内旋,肘关节和腕关节旋前,手部向尺侧偏移。然而,在某些情况下,会出现手臂外旋,肘关节屈曲,前臂旋后,肩部后撤。除了在手腕极度屈曲时手指会出现伸展内收外,通常情况下,手指呈屈曲和内收状态。

下肢的痉挛模式将导致患侧骨盆向后方旋转和向上提拉。由于骨盆向后旋转,下肢通常处于一种外旋的模式。尽管伸肌痉挛通常是与下肢内旋结合在一起的,但只有患侧骨盆向前移动,发生向内旋转时,才可以观察到这种外旋模式的改变。下肢的伸肌痉挛表现为髋关节和膝关节的伸展,足部的旋后和足趾的跖屈,即通常的跖屈内翻。

测试Ⅰ和测试Ⅱ将作为治疗的一部分和初步评定使用,因为它们提供了关于治疗中应做什么的详细信息。尽管以这种方式进行检测可能很费力,但它是评定和治疗的一个重要方面,而且对于尽可能清楚地了解个体患者的需求是必要的。

下面给出了一个简短的初期评定表的例子,列出了患者的功能能力、残疾和困难,以及它们的背后的原因。它通过指出患者的主要问题和他的一些潜能,使制订一般的治疗计划成为可能,但它不能用于确定治疗的进程。

基于成人偏瘫的短期评定和治疗计划

患者姓名:A. L.   年龄:54

住址: 职业:家庭主妇

诊断:蛛网膜下腔出血遗留左侧偏瘫

检查时间:1985 年 3 月 17 日

发病日期:1984 年 10 月 8 日(1984 年 10 月 15 日开颅并切除前交通动脉瘤)

在适当的地方用下划线回答"是"或"否"

1. *患者一般情况*

目测比实际年龄年轻或年长。

<u>合作</u>　冷漠　<u>情绪</u>　<u>释放</u>　<u>抑郁</u>　消极　攻击性　欣快　<u>不稳定</u>

2. *健康情况*

(着重关注的情况)高血压;心功能不全;呼吸、头晕、虚弱等(由医生指导)。

手臂和下肢循环障碍,D.V.T.(膝关节肿胀),手挛缩,掌指关节僵硬和水肿。总体健康状况良好。

3. *患者能做什么?*

她用她的躯干能保持平衡吗? 她每次活动都用正常的一侧吗?

没有拐杖走路很慢——非常僵硬,平衡不稳定。在少许帮助的情况下可以穿、脱衣服,在没有照护的情况下感到不安全。

她能以较少的代偿来工作吗?

4. *她不能做什么?*

很少使用手臂和手来活动。肩部疼痛且固定,手疼痛。不能用左下肢站立且不能抬起右足。

她真的需要一个三足拐杖吗? 一个手肘拐杖吗? 一根单拐吗? 需要支撑物吗? 需要一个悬吊带吗?

不。也许在户外行走时需要一根拐杖来保持平衡,但不用它负重。

她可以用或不用普通的拐杖来学习走路吗?

是。

需要还是不需要悬吊带?

不需要悬吊带

偏瘫侧有潜能吗? 手臂? 手? 下肢? 足?

有的,手臂、下肢和足。

她还在自然恢复期吗?

是的。

她的平衡性如何:

坐:

良好,且不用左手臂支撑。

站:

左下肢负重偏少,在左下肢上负重不平衡。

走:

因为左下肢负重少,故右足迈步太快,左髋部不稳定。

她使用患侧手臂吗?

不使用。

使用患侧手吗?

不使用。

有联合反应吗?

主要是患侧手指。

可以说话吗?

可以。

可以听懂语言吗?

可以。

可以读或写吗?

可以(她是左利手)。

---

5. *感觉状态*

(这是非常重要的,因为感觉缺陷对运动、肌肉力量和预后的影响严重。)

测试:

深感觉(本体感觉):手臂和下肢。位置感。运动识别。(两者分别进行测试。)

手臂:

肩、肘、腕感觉模糊,手只能识别动作,而不能识别方向。

下肢:良好。

触觉:手臂和下肢。对轻触的辨别。压觉,实体识别觉,温度,表面质地觉。

肘部以下触摸觉减少,手部立体识别觉缺失。

下肢:良好。

6. *肌张力*

测试手臂和下肢被动运动时的反应。仰卧位和坐位测试。

痉挛状态:出现异常的阻力或过分协助。

弱化状态:肢体的整体重量不能控制。

痉挛和弱化两者混合。

下肢:

伸肌痉挛,下肢沉重,踝背屈抗阻力强(应对膝关节完全伸展的阻力),一些内收肌抗阻。

手臂:

肩关节疼痛,内旋,充分被动抬高受阻。手非常僵硬,掌指关节屈曲抗阻。

末端关节半屈曲肿胀。

7. *治疗上首要的目标是什么?*

活化颈部和肩胛带,防止肩痛和手部疼痛。左下肢负重,防止膝关节挛缩。

8. *在这个阶段,应该为患者做哪些功能准备?*

肩带和手臂的控制,手臂的抬升、滞空和把握。活动肘关节,主要是伸展。站立和平衡以及步行。

9. *疗程结束时她受限的可能是什么?*

   手臂和手的使用。深感觉丧失。踝关节背屈。

---

10. *在最小帮助的情况下,你能让患者做些什么?*

    手臂还不能使用

    左下肢负重,膝关节伸展

    不依赖右手支撑从椅子上站起来

    扶助下平稳步行

11. *在治疗过程中你会怎么做?*

    (1)活化肩胛带,在侧卧、仰卧、坐姿和站立时对抗肩胛后撤。在肩胛活化和肩带前伸时,使手臂外旋获得无痛抬举。肘部伸展和控制及间歇前推,交替进行轻微屈曲。

    (2)维持和增加掌指关节的屈曲范围。

    (3)左下肢负重站立,髋关节向前伸展,用右足向前向后做小范围迈步运动。

特定运动动作测试

两组测试的目的是提供有关患者有能力或无能力进行特定运动的信息,以及治疗进展情况的信息,详细列标如下:

Ⅰ.运动模式质量测试

Ⅱ.平衡和其他自动保护性反应测试

运动模式质量测试按难度大小分为三个等级。一级测试最容易,三级测试最难。这种分级的目的是使治疗师能够在一开始就限制对受到严重影响的患者进行测试的次数。逐渐地,随着治疗的进展,可增加二级和三级测试。平衡和其他自动反应测试只能在中等或轻度障碍的情况下进行,因此没有分级。

Ⅰ. 运动模式的质量测试

能够主动活动四肢的患者,即中等程度痉挛的患者,仅能使用全屈肌和/或全伸肌协同。他缺乏选择性的行动。屈肌可在整个肢体屈曲的整体模式下对抗伸肌痉挛的阻力进行收缩,而伸肌仅在整个肢体伸展的整体模式下对抗屈肌痉挛的阻力进行收缩。这两种整体模式使功能性使用受限,步行表现是异常的,而用手操作则完全不可能。

轻度痉挛的患者,可能有较多的运动模式,但仍缺乏肢体个别部分必要的独立和选择性的功能性使用,且动作缓慢,费力而笨拙。丹尼斯·威廉姆斯(Denis Williams)医生在关于痉挛状态的演讲中说:

"如果你想用示指示意,重要的不是示指的内在屈肌的收缩,而是手臂整个屈肌模式的抑制,才会使动作成为可能。"

这个例子清楚地显示了偏瘫患者缺乏选择性运动的问题。正是由于手臂总屈肌模式的分离,才有可能进行有选择性的运动,而不是由于某一特定肌肉或肌肉群的收缩或缺乏收缩。同样的问题也适用于所有其他选择性运动,无论它们是足踝或足趾、膝关节或肘关节、手腕或手指的独立运动。

功能性运动在任何层级上进行整合,从相对简单的自动姿势反应中的翻正反应和平衡反应,到操作所需的复杂而精细的选择性运动动作,需要协调在发育早期阶段表现出的较整体和较基本的运动模式部分的多种多样的组合中进行。技能性或熟练的运动活动所必需的运动模式的多样性和多种组合,取决于多个肌肉或肌肉群发挥功能的能力。它们是作为大量模式的一部分而不仅仅是一两个整体模式的一部分发挥作用的。因此,对测试进行了分级,以便从较简单的动作模式开始,向最具选择性的动作模式发展。

模式测试：

手臂和肩胛带测试（对仰卧、坐姿和站姿分别进行测试，因为不同姿势的测试结果不同）

	仰卧		坐		站	
Ⅰ级	是	否	是	否	是	否
a 将他的手臂放置在一定高度后，他能保持住伸展的手臂吗？						
伴内旋？						
伴外旋？						
b 他能否将伸展的手臂从抬高的位置下降至水平面，再回到原来抬高的位置吗？						
向前-下降？						
侧面-下降？						
伴内旋？						
伴外旋？						
c 他能伸展外展手臂从水平面到侧面，然后再移回到水平面吗？						
伴内旋？						
伴外旋？						
Ⅱ级 a 他能抬起手臂触到对侧的肩膀吗？						
掌心向上？						
掌心向下？						
b 他能抬起手臂并屈曲肘部摸到头顶吗？						
伴旋前？						
伴旋后？						

（续表）

c 他能从双臂水平外展位将双手叠加交叉放置在脑后吗？					
伴腕关节屈曲？					
伴腕关节伸展？					
Ⅲ级					
a 他的前臂和手腕能旋后吗？					
患侧躯干无侧屈？					
肘关节和手指屈曲？					
肘关节和手指伸展？					
b 在肩部不内收手臂的情况下，他的前臂能旋前吗？					
c 他能外旋伸展手臂吗？					
水平外展？					
在体侧？					
在高位？					
d 前臂旋后屈、伸是否能触及同侧肩部？起始位：					
手臂挨着他的身体？					
手臂水平外展？					

手腕和手指测试

	是	否
Ⅰ级		
a 他能把他的手向前平放在面前的桌子上吗？		
他坐着时是从侧面做到这个动作的吗？		
手指和拇指内收？		
手指和拇指外展？		
Ⅱ级		
a 他能张开手去抓东西吗？		
伴手腕屈曲？		
伴手腕伸展？		

（续表）

	是	否
伴旋前？		
伴旋后？		
伴手指和拇指内收？		
伴手指和拇指外展？		
Ⅲ级		
a 他能握住并再次张开手指吗？		
伴肘关节屈曲？		
伴肘关节伸展？		
伴旋前？		
伴旋后？		
b 他能运动单个手指吗？		
拇指？		
示指？		
小指？		
示指和中指？		
c 他能把手指和拇指对捏起来吗？		
拇指和示指？		
拇指和中指？		
拇指和小指？		

骨盆、下肢和足测试　俯卧位

	是	否
Ⅰ级		
能屈曲膝关节而没有髋关节的连带吗？		
伴踝背屈？		
伴踝跖屈？		
足内翻？		
足外翻？		

（续表）

Ⅱ级		
他能在俯卧位两下肢外旋伸展,足踝背曲外翻,足跟接触吗? ……		
能保持住放置的位置吗?		
治疗师将下肢内旋后,他能再将患侧下肢外旋,触碰健侧足跟吗? …		
能无辅助地进行内旋和外旋吗?		

Ⅲ级	是	否
a 当双膝屈曲成直角时,他能保持足跟并拢和触碰吗? …………		
患侧足内翻?		
患侧足外翻?		
b 患侧膝关节屈曲并保持垂直角度,足踝能交替进行背屈与跖屈吗? …		
足内翻?		
足外翻?		
无膝关节运动?		

骨盆、下肢、足测试　仰卧位

Ⅰ级	是	否
a 患侧下肢能屈曲吗?		
伴健侧屈曲,足支撑?		
伴健侧下肢伸展?		
患侧手臂无屈曲?		
b 他是否可以屈髋和膝,足从开始伸展一直保持在支撑面上,直到足跟靠近骨盆?		
他的足贴在支撑面上,下肢能慢慢地伸直吗?		
Ⅱ级		
他能抬起骨盆而不伸展他的患侧下肢且双足在床面上吗?		
他能保持骨盆上抬并抬起他健侧下肢吗?		
不会让患侧骨盆下降吗?		
他能保持骨盆上抬,内收和外展膝部吗?		

（续表）

	是	否
Ⅲ级		
a 他能背屈他的足踝吗？		
他能背曲他的足趾吗？		
伴下肢屈曲，足在走支撑面上吗？		
伴下肢伸展？		
伴足内翻？		
伴足外翻？		
b 当他躺在床的一边，下肢在床的边缘时，他的膝关节能屈曲吗？（髋关节伸展）		

坐在椅子上的测试

	是	否
Ⅰ级		
a 足着地能内收和外展患侧下肢吗？		
b 足离地能内收和外展患侧下肢吗？		
Ⅱ级		
a 能抬起患侧下肢并将足放到健侧膝部吗？（不用手抬帮助下肢）		
b 能把患侧足拉回椅子下面且足跟着地吗？		
c 能将健侧足放在患侧足的面前平稳地站起来吗？（没有用手吗？）		

站测试

	是	否
Ⅰ级		
能双足相触平行站立吗？		
Ⅱ级		
a 能将健侧下肢抬起用患侧站立吗？		
b 能用患侧下肢单腿站立并做屈伸动作吗？		
c 他能前后以步行姿势站立，患侧下肢在前并负重，健侧下肢在后用足趾掂地吗？		
d 他能前后以步行姿势站立，健侧下肢在前并负重，患侧下肢在后膝关节屈曲且足趾不离开地面吗？		

（续表）

Ⅲ级		
a 能前后以步行姿势站立，健侧下肢在前并负重，患侧下肢在后，抬起 足而不屈曲髋关节吗？		
足内翻吗？		
足外翻吗？		
b 能用患侧下肢站立并将体重转移至该下肢，用健侧下肢迈步吗？		
向前？		
向后？		
c 能用健侧下肢站立，患侧下肢向前迈步而不引起骨盆上抬吗？		
d 能以健侧下肢站立，患下肢向后迈步而不引起骨盆上抬吗？		
e 能用患侧下肢站立并抬起足趾吗？		

Ⅱ．平衡和其他自动保护性反应测试

正如前面所提到的，当通过移动患者来扰乱其平衡时，我们就测试了患者的反应和协调能力。自动的姿势反应是每一个随意运动的一部分，事实上，它形成了随意运动执行的背景。在患者能够进行正常或比较正常的运动和技能动作之前，随意运动的姿势反应机制必须是正常的。在这些姿势反应中，针对偏瘫患者进行的最重要的测试如下：

平衡反应

（1）当他抬起健侧的手臂并由俯卧位翻向侧卧位时，在患侧前臂或患侧手臂伸展的支撑和平衡反应。

（2）在坐姿中保持躯干和下肢的平衡反应，不使用健侧手，重心放在患侧臀部。

（3）用四肢跪位的平衡反应。

（4）跪立姿势的平衡反应。

（5）单膝跪立的平衡反应。

（6）双足平行站立时的平衡反应。

（7）双足迈步站立时保持平衡的反应。

（8）用健侧的下肢迈步时，患侧下肢的平衡反应。

（9）抬起健侧下肢用患侧下肢站立时的平衡反应。

患侧手臂的保护性伸展和支撑

（1）当患者被向前移向桌子或墙壁时（见图4.24）。

（2）当患侧被移向桌子或墙壁时（见图4.25）。

（3）用患侧的手臂和手保护脸部，防止球或枕头砸向他（见图4.27）。

（需要注意的是，为了测试这些反应，患者必须能承受并保持测试的姿势。当被意外移动或推动时，他应该做出特定的动作来恢复平衡或保护自己不摔倒。还需要注意的是，在本章中的图片显示了正常的平衡反应，这是治疗师在治疗患者时应该做到的）

1. 平衡反应

患者俯卧，用前臂支撑身体

	是	否
a 在肩带处将他推向患侧时，患者的前臂是否仍有支撑？（见图4.1）…		
b 他健侧手臂向前和向上举起时，如伸出一只手，他能立即把他的体重转移到患侧的手臂上吗？（见图4.2）……		
c 他健侧的手臂被举起并向后移动，他被翻转到他的身体一侧，支撑着患侧的手臂是否仍然能够支撑？（见图4.3）……		

这三种测试可以在患者能用伸出的手臂支撑自己的病例中进行。

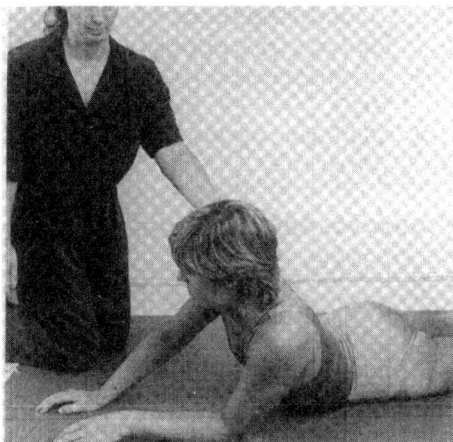

图4.1

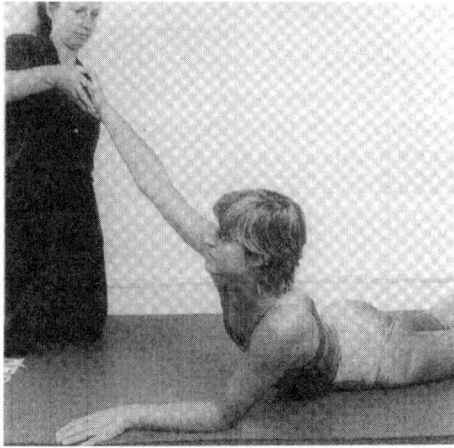

图 4.2

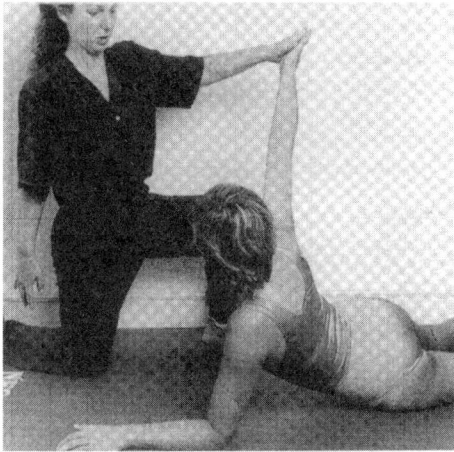

图 4.3

患者悬空坐着，双足没有支撑

	是	否
a 他被推向患侧时能否保持稳定垂直坐姿?		
头侧向健侧吗?		
外展健侧下肢吗?		
是否用患侧前臂作支撑?		
是否用患侧手支撑?（见图 4.4）		
b 他被向前推		
屈曲患侧的髋关节和膝关节吗?		
伸展脊椎吗?		
能抬起头吗?（见图 4.5）		

（续表）

c 治疗师抬起他的双下肢，膝关节屈曲。		
能稳定坐直吗？		
能移动患侧手臂吗？（见图 4.6）...............................		
是否用患侧的手臂向后支撑自己？		

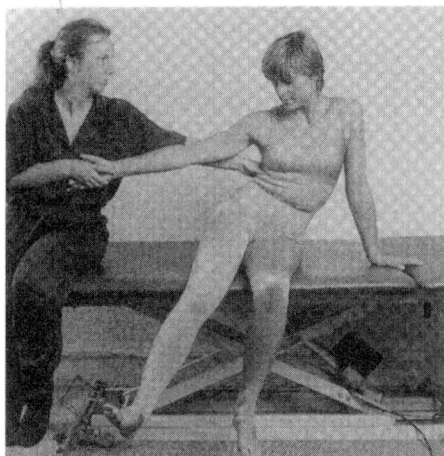

图 4.4

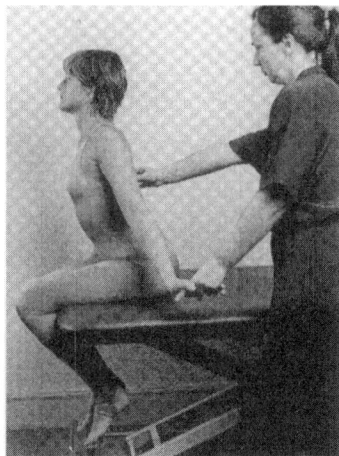

图 4.5

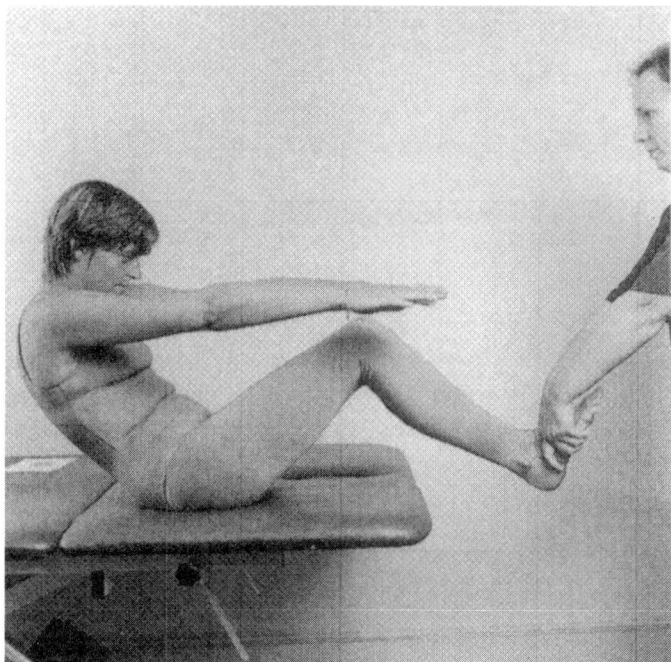

图 4.6

患者四点跪位

	是	否
a 将他推向患侧		
外展健侧下肢吗? ⋯⋯⋯⋯⋯⋯⋯⋯⋯⋯⋯⋯⋯⋯		
还能保持四肢着地吗? (见图 4.7) ⋯⋯⋯⋯⋯⋯⋯⋯⋯		
b 治疗师举起他健侧的手臂		
能一直用患侧手臂伸展支撑吗? (见图 4.8) ⋯⋯⋯⋯⋯		
c 治疗师举起他健侧的下肢		
是否能保持患侧下肢屈曲并将体重转移到患侧下肢上(见图 4.9) ⋯		
d 将他健侧手臂和患侧下肢抬起		
患侧手臂能保持伸展吗? (见图 4.10) ⋯⋯⋯⋯⋯⋯⋯		
e 将患侧上肢和健侧下肢抬起		
患侧下肢能保持屈曲支撑吗? (见图.4.11) ⋯⋯⋯⋯⋯⋯		
f 将健侧手臂和下肢举起		
能将体重移向患侧并维持吗? (见图 4.12) ⋯⋯⋯⋯⋯⋯		

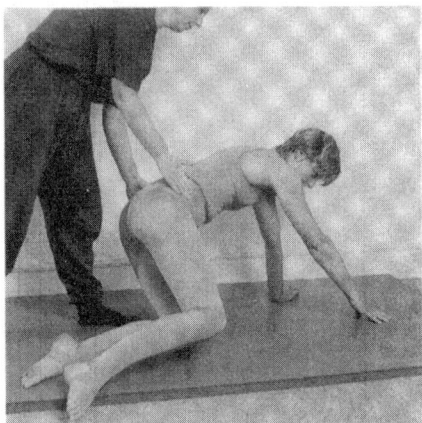

图 4.7

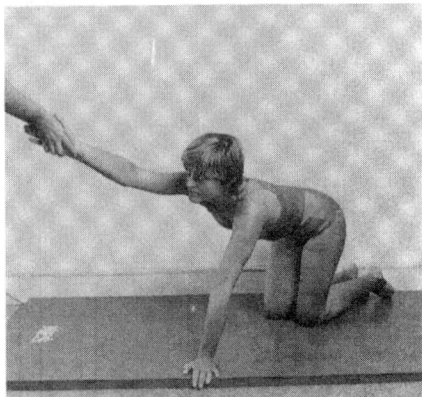

图 4.8

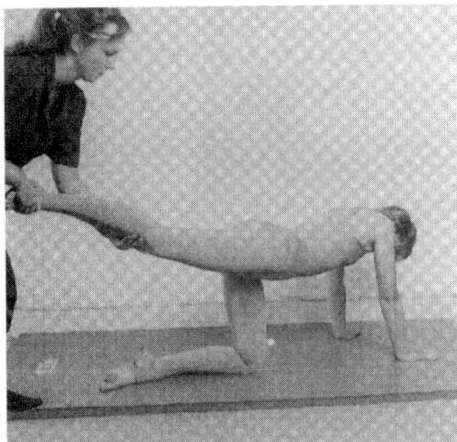

图 4.9

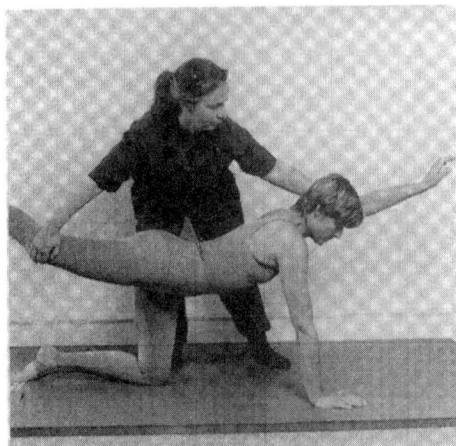

图 4.10

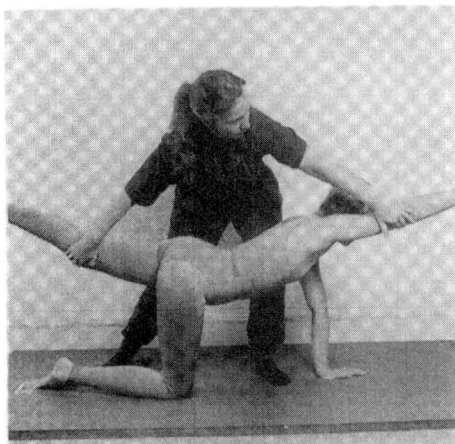

图 4.11

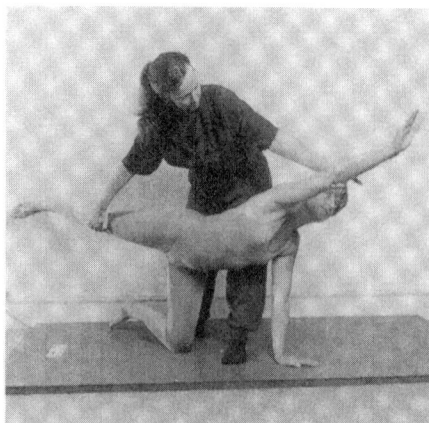

图 4.12

患者膝立位

	是	否
a 他被推向患侧		
能外展健侧下肢吗？		
头是否能侧向健侧？		
能用患侧手支撑身体吗？（见图 4.13）		
b 他被推向健侧		
能外展患侧下肢吗？		
能将患侧的手臂侧向伸出吗？（见图 4.14）		
c 他被向后推，并被要求不要坐下		
能将患侧上肢向前伸出吗？（见图 4.15）		
d 他被轻轻地向前推，健侧的手臂被控制在身后		
能用患侧手臂和手支撑吗？（见图 4.16a）		
能将患侧足抬离地面吗？（见图 4.16b）		

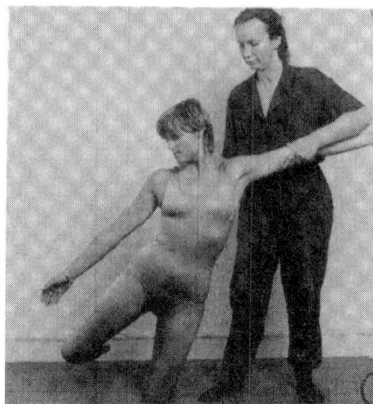

图 4.13

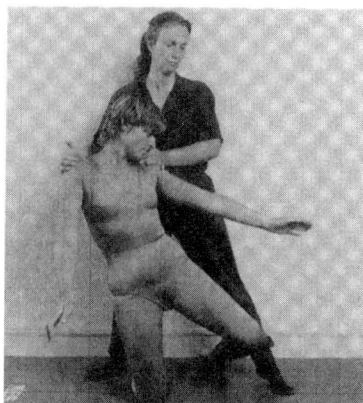

图 4.14

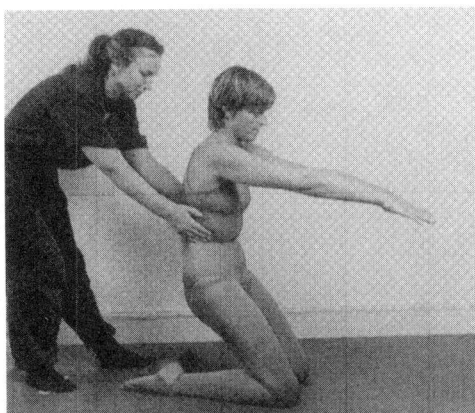

图 4.15

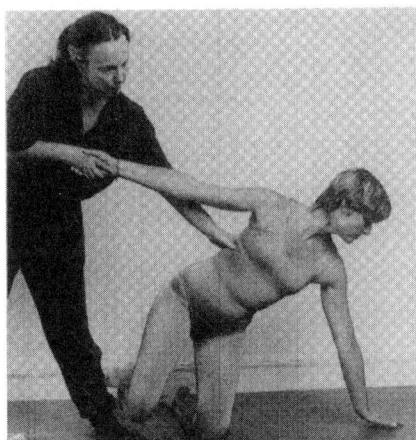

图 4.16a

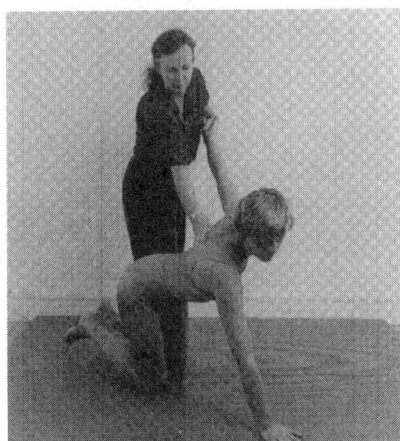

图 4.16b

患者单膝跪，健侧足踏在前(不用健侧手支撑)

	是	否
a 治疗师抬起他健侧足		
能保持垂直姿势吗? ……………………………………		
能保持患侧髋关节的伸展吗? (见图 4.17a) ……………		
b 治疗师将他健侧的足抬起来并侧向放置		
能保持垂直姿势吗? ……………………………………		
能用患侧手臂显示平衡反应动作吗? (见图 4.17b) ……		
c 将他健侧的足从上述位置放回跪立姿势		
能保持垂直姿势吗? ……………………………………		
能保持患侧髋关节伸展吗? ……………………………		

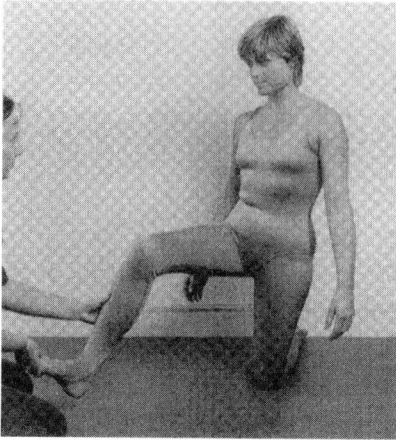

图 4.17a

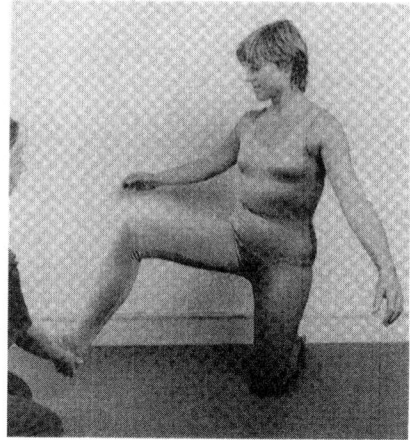

图 4.17b

患者站立，双足平行，支撑基础狭窄

	是	否
a 治疗师在前引导他向后倾斜，健侧下肢不能向后踏步（治疗师将足放在他健侧足上，阻止他踏步） 他会用患侧下肢向后踏步吗？（见图 4.18）		
b 引导他向后倾斜，不让用任何一侧下肢向后踏步 患侧足趾背屈吗？		
大足趾？		
患侧踝关节和足趾背屈吗？		
能把患侧手臂向前伸出吗？（见图 4.19）		
c 引导他向健侧倾斜 外展他的患侧下肢吗？		
外展并伸展患侧手臂吗？（见图 4.20a）		
用患侧下肢交叉越过健侧下肢吗？（图 4.20b）		
d 引导他向患侧倾斜 外展健侧下肢吗？		
头是否向健侧侧屈？（见图 4.21）		

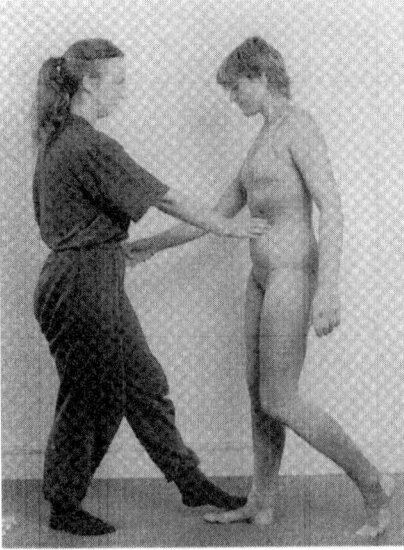

图 4.18

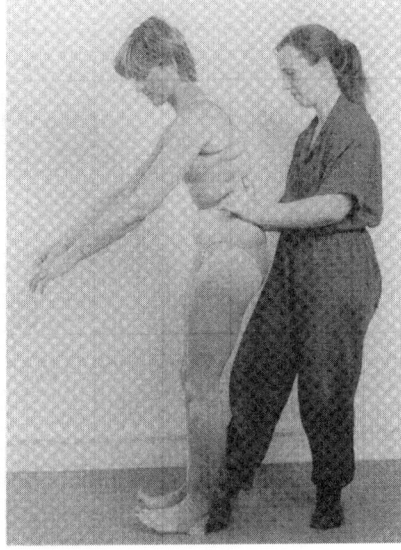

图 4.19

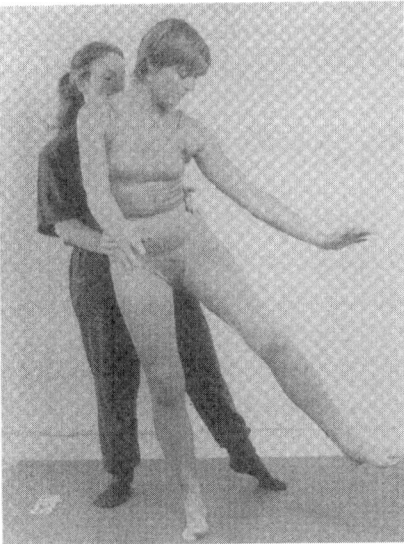

图 4.20a

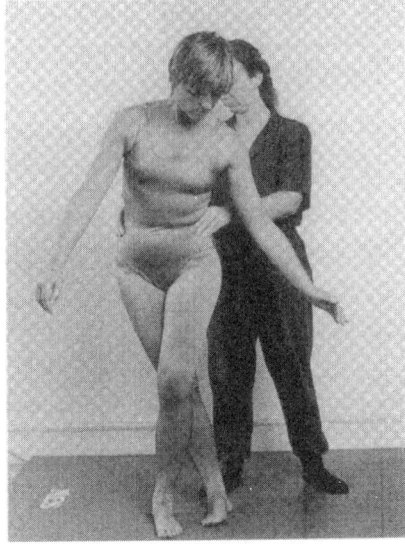

图 4.20b

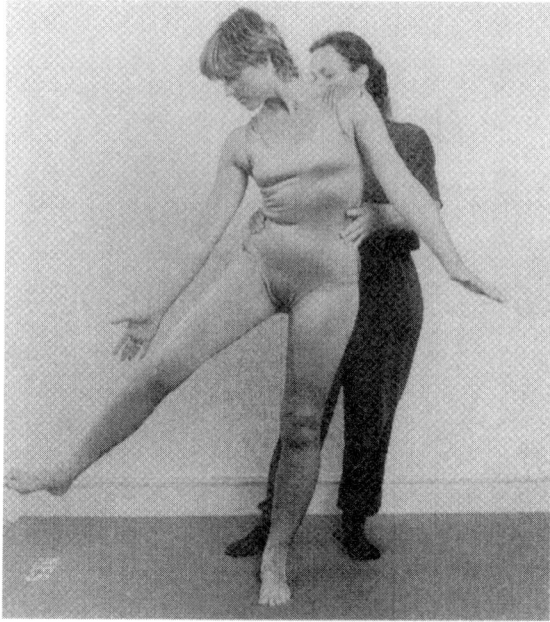

图 4.21

患者用患侧下肢站立(不能用健侧手支撑)

	是	否
a 治疗师抬起他的健侧足,向前做迈步运动,膝关节伸展		
是否保持患侧下肢的足后跟着地?		
是否保持患侧下肢的膝关节伸展?		
帮助将体重向前转移到患侧下肢上,并伸展的髋关节吗?(见图 4.22)		
b 治疗师抬起来他的健侧足,并向后移动,就像往后退一步一样		
能保持患侧下肢的髋关节伸展吗?		
帮助将体重转移到患侧下肢上吗?(见图 4.23)		
c 他的健侧足由治疗师抬起并保持住,同时轻轻地将他推向患侧		
他是否能跟随并调整平衡,通过后跟交替进行内旋和外旋使患侧足侧向移动?		
用同样的方法把他拉向患侧		
他会跟随并通过如上所示的运动来调整他的平衡吗?		

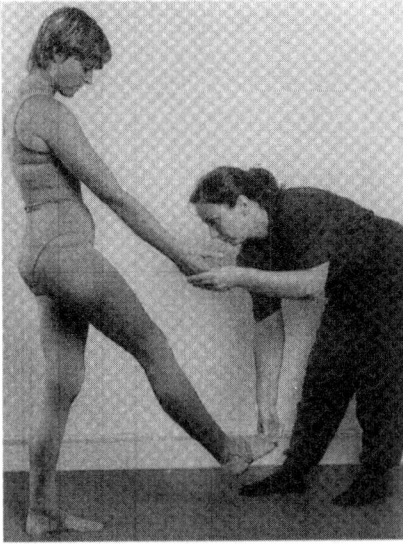

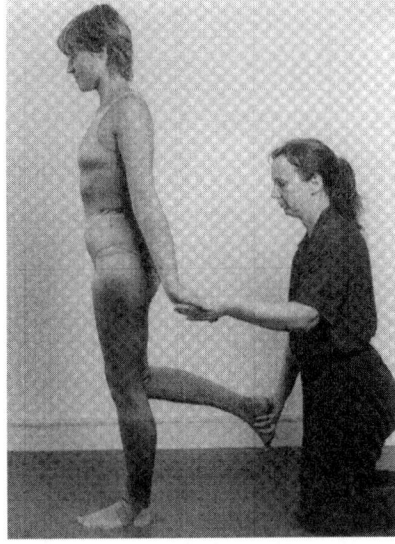

图 4.22　　　　　　　　　　　图 4.23

2. 手臂保护性伸展和支撑试验

当测试这些反应时,应在伸展和外旋位握持住患者的健侧手臂,这样他就不能使用它并因此易化患侧手臂和手的伸展。

	是	否
a 患者站在桌子或基座前。健侧手臂向后伸出并被握持住,将他朝前推向桌子		
他能把患侧手臂向前伸出吗? …………………………………		
是用拳头支撑吗? …………………………………………		
用手掌支撑吗?（见图 4.24）? …………………………		
拇指内收吗? ……………………………………………		
拇指外展吗?（见图 4.24） ………………………………		
b 患者面朝墙站着,应有适当距离,以使他的手可以够到墙。治疗师在后面握持住他健侧手臂,将他向前推。		
能抬起患侧手臂,伸展着靠在墙上吗? …………………		
能手指伸展把手放在墙上,拇指内收吗? ………………		
手指张开,拇指外展吗?（见图 4.25） ……………………		

（续表）

c 患者正坐在基座上。他健侧手臂被治疗师侧向握持着,并将他推向患侧		
能外展患侧的手臂并用前臂支撑吗?		
用伸展的手臂支撑吗?		
用拳头支撑?		
用张开的手支撑?		
拇指和手指内收吗?		
拇指和手指外展吗?(见图 4.4)		
d 患者侧身站在墙边,保持适当的距离,以使他的患侧手可以够到墙壁		
他能外展并抬起患侧的手臂吗?		
肘关节屈曲吗?		
他能伸展肘关节去接触墙吗?		
用拳头抵着墙支撑吗?		
张开手吗?		
拇指和其他手指内收?		
拇指和其他手指外展?(见图 4.26)		
e 患者仰卧在地板上,他健侧手被压在臀部下,以限制使用它。治疗师拿起一个枕头,假装朝他的头上砸下去。		
他能移动他患侧的手臂来保护他的脸吗?		
屈曲肘部吗?		
伸展肘部吗?		
伴内旋吗?		
伴外旋吗?		
用拳头吗?		
张开手吗?		
能接住枕头吗?(见图 4.27)		

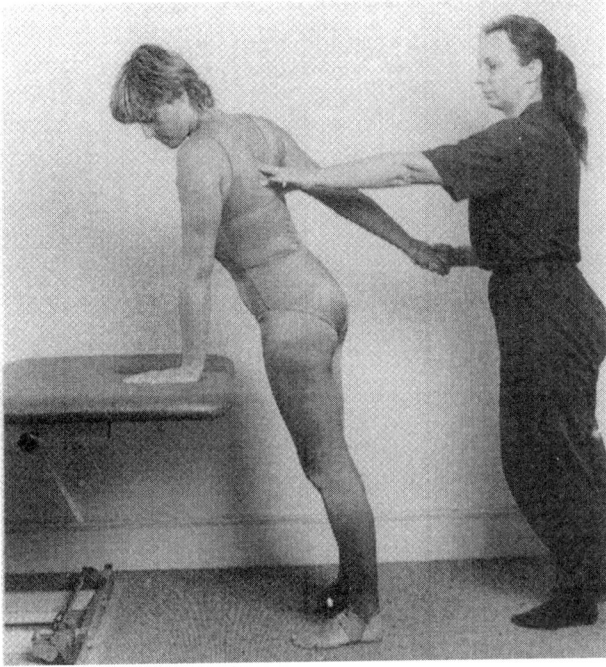

图 4.24

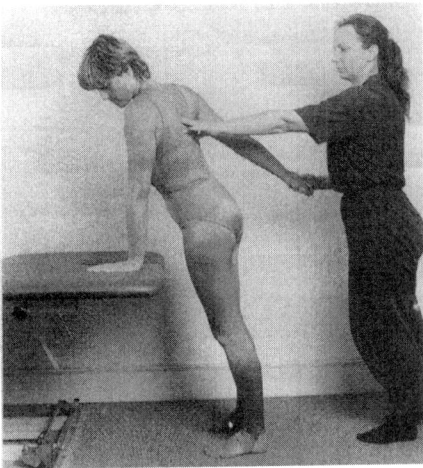

图 4.25

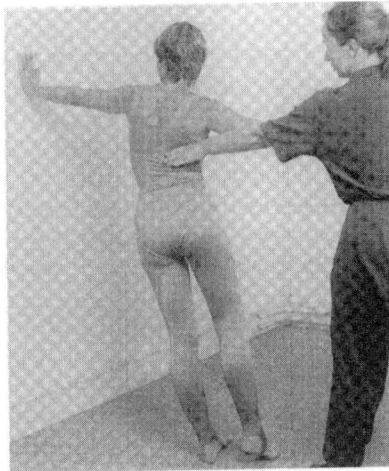

图 4.26

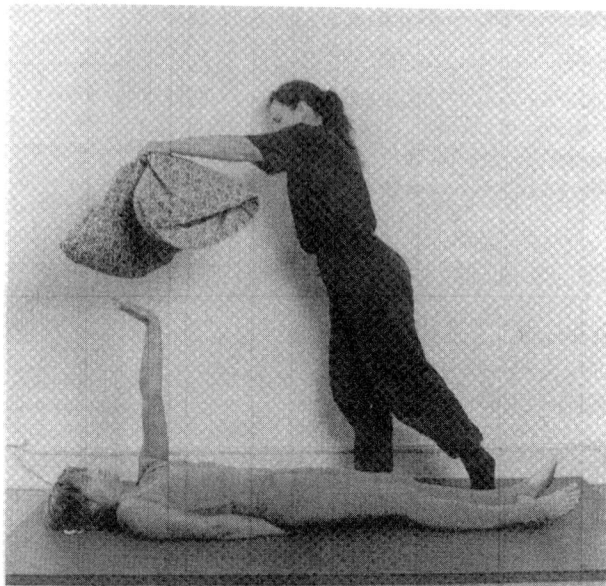

图 4.27

小结

　　上述建议的检查测试应在治疗期间以及在初步评定患者的需求时使用。它们不是作为对每个患者的"测试电池组",在治疗开始前进行一个又一个的测试,其目的是以这种方式进行的检测,不仅为治疗师提供有关患者能力和残疾程度的情况,以及已取得或未取得改善的持续信息,而且还为治疗的必要改变和治疗的进程方式提供指导。

　　本章内容充分显示了评定和治疗之间密切联系的重要性,其中三组详细的测试是专门为评定偏瘫患者的运动模式而设计的。这些测试的结果将为治疗师的治疗计划和了解患者康复进展的信息提供指导。

第五章

治疗的概念和原则

在成人偏瘫的早期和急性期,通常的治疗目标是让患者短期内尽快康复,目的是让患者下床,并使他的日常生活尽可能独立地完成。为了使他能尽快地行走,通常将治疗的重点放在健侧,以代偿患侧的缺陷。比如给他一个三足拐,让他靠在上面,驱使他将整个体重偏向健侧,并使用健侧下肢保持平衡和行走。由于他不能屈曲患侧的膝关节和足踝,他不得不使用躯干将患侧骨盆拉起,帮助他把患侧下肢向前迈一步。他僵硬的下肢被用作暂时支撑体重的支柱,大部分体重是用三足拐或肘拐支撑的,或者以后是用一根单拐支撑。患者也被教导用他健侧的手臂和手来自助,推或拉自己坐起来、下床、从椅子上站起来等。这些"代偿性康复"项目,通常辅以锻炼来强化肌肉和维持关节活动度。然而,这两个进程是分开的,不但彼此之间关系不大,甚至实际上是相互排斥的,因为代偿性康复在很大程度上助长了痉挛,并减少了患侧的活动。

有人可能会说这种短期住院康复既节省了时间,又具有经济上的优势。然而,即使在出院后,患者仍然需要在门诊或在家里接受长期的治疗。如果一开始在整个过程中都考虑到患侧潜能的恢复并给予治疗,其康复时间不但会缩短,其康复效果也会更好。

如果治疗从一开始就忽视了患侧的潜能,这是令人遗憾的,特别是对于那些还很年轻,还能过上有质量生活的患者。事实上,在急性期病例中,这样的治疗将影响患侧肢体后续的功能恢复,也就是说在之后的门诊治疗中,功能恢复将更加困难甚至不可能实现。因为这时候,健侧的过度代偿已经建立。由于单独使用健侧需要的过度努力引起的联合反应,也由于缺乏平衡和害怕摔倒,将导致痉挛程度更加强烈。

我们的经验表明,通过系统设计的治疗方法能使患侧做好功能性使用的准备,可以使患侧获得大量的正常活动,它甚至有可能改善步态和平衡,以及许多长期偏瘫患者手臂的使用,尽管手功能被认为只有那些没有或很少感觉缺陷的患者才有可能实现。这一经验证明,有一种毋庸置疑的和未被开发的潜能,在短期代偿性康复中没有被触及。如果在患者住院的早期阶段,治疗的重点是开发患侧的功能潜能,而不是将其视为无用,并且不予考虑,那么治疗将会获得更快更好的结果。

这些患者的主要问题是,他们无法像中枢神经系统完好的正常人那样,将神经冲动以多种不同的方式和不同组合模式引导到他的肌肉上。治疗的主要任务是患者在被运动时改善肌张力和获得患侧正常主动的协调运动反应。对被动运动的正常反应表明患者有能力独立地和随意地做同样的运动动作。

在治疗过程中,患者对被动运动比较正常的反应向我们预示了他的潜能,并作为治疗师制订治疗计划的一项指导。他们的反应预示了哪些技术可以使用,哪些不可以使用,以及如何使用,所有这些都取决于患者在整个治疗过程中的反应。通过患者和治疗师之间对治疗效果好与坏的持续反馈来监测这些反应是很重要的。如果对反应是否正常存在疑问,治疗师可以也应该在患者健侧做同样的操作以进行比较。

治疗的目的应该是抑制患者异常的运动模式,因为我们不能把正常的模式叠加在异常的模式上。不能使它们由于肌肉的过度用力而使之强化和延续。无论有无治疗师的帮助，患者所做的动作都不应该过度用力。因为过度用力会导致痉挛加剧，并产生广泛的联合反应。

沃尔特斯（Walters，1967）倡导的高强度抗阻练习，克诺特（Knott，1967）提出的辐散练习，以及布伦斯特伦（Brunnstrom，1959 a，b）提出的使用联合反应和整体协同作用等，在矫形病例和下运动神经元损伤的患者中，可能有助于加强虚弱和对刺激无反应肌肉的功能。然而，在上运动神经元病变的患者中，即当强直性反射被脱抑制，并主导或几乎完全排除所有其他协调模式时，应避免使用这些方法。虽然强直性反射的影响亦会存在于正常人身上，在许多其他姿势和运动模式中产生轻微和短暂的紧张性变化，但在患者身上，由于脱抑制而引起痉挛的情况下，如果使用努力、辐散和整体模式的强直性反射来强化肌肉，只会使已经释放的强直性反射强化，并随之使痉挛状态加剧。

只要通过伸肌和屈肌痉挛状态的异常姿势模式证明释放的强直性反射是活跃的，痉挛患者就不可能获得比较正常的协调。如前所述，痉挛虽然并不局限于任何肌肉或肌肉群，但是可以以一定的协同模式进行协调。对它们的抑制可以减少痉挛，这可以通过治疗师来改变和分离痉挛模式，即通过"分流"来实现。然而，当治疗师改变患者姿势时，如果患者无主动反应，那么这种抑制性运动就不会转换到患者自己能完成且无需辅助的运动之中。因此，必须让患者学会主动控制广泛痉挛的整体模式。

我们发现使用静态的反射抑制模式，即原始的反射抑制"姿势"是无效的。尽管痉挛会暂时减轻，但不会对患者自身的功能活动产生影响。如果他试图独立运动，痉挛会立即恢复，因为他只能使用全痉挛模式。治疗师必须鼓励并帮助他只选择性地使用整体模式中的一部分，并用手法避免痉挛加重。当他运动时，治疗师抑制异常整体模式中不需要的部分。正是这种抑制性控制的恢复，才使得痉挛状态的持续性减少成为可能,并易化他的选择性运动和各种功能技能的组合。让他学会抑制身体中受影响部位不必要活动成分的扩散,他就能控制住联合反应。我们把这个过程称为"自抑制"。

以下是两个获得和增强患者对痉挛状态抑制控制的例子:

(1)手臂和手有严重痉挛状态的患者,在坐着时,要求将躯干慢慢地向健侧运动,然后尽可能地向前和向后运动。当他以这种方式移动时,治疗师应握住他患侧的手,使手腕和手指完全伸展,手臂外旋。这些动作应完全由患者完成,而不是治疗师。治疗师只是在跟踪患者动作的同时,在他的末端施加抑制。而患者只需要在他可以接受的和舒适的范围内向任何方向运动。他是在自己可控的移动范围中和自觉不舒适时能自动停下来的情况下运动的。与治疗师将患者的手臂靠在躯干上相比,以这种方式进行的治疗更能有效地减轻痉挛的严重程度(见图 5.1a—f)。

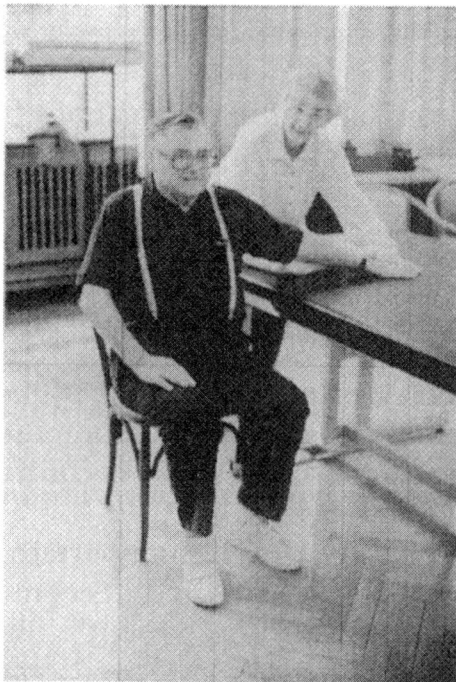

(a)

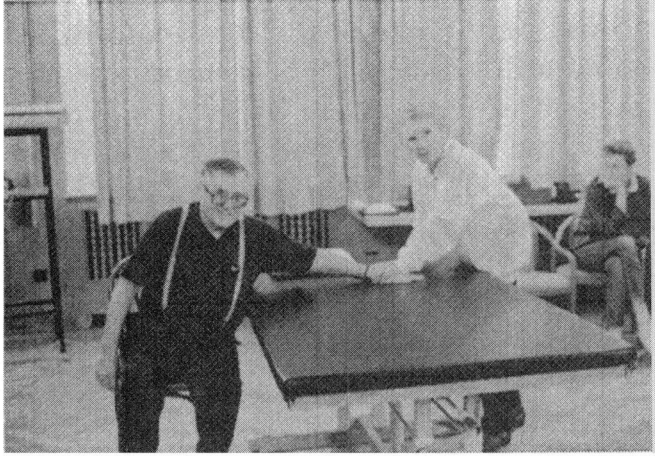

(b)

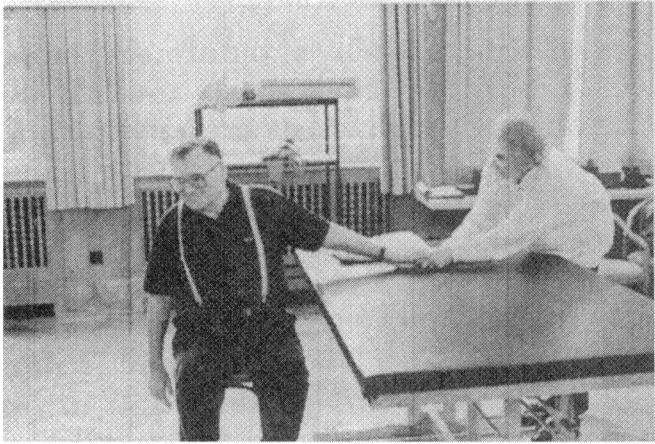

(c)

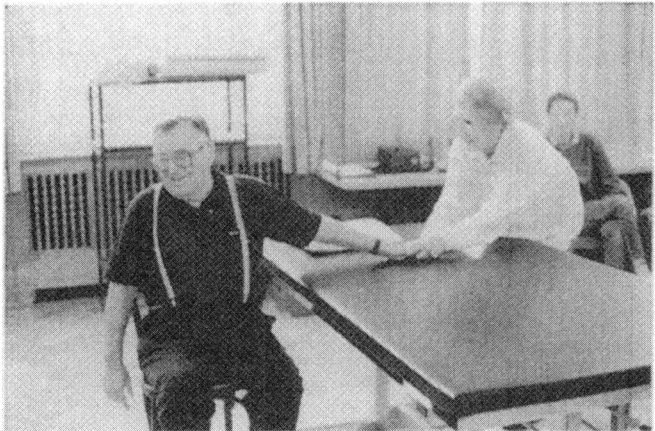

(d)

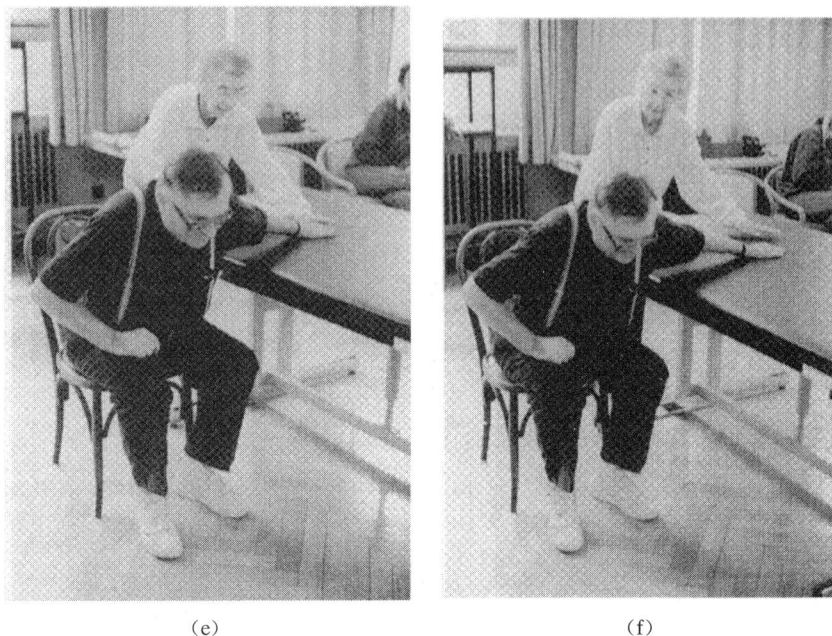

（e）　　　　　　　　　　　（f）

图5.1　患者对应着手臂和手运动躯干，抑制屈肌痉挛　（a）初始位置；（b）躯干向手臂移动；（c）躯干移离手臂；（d）躯干从手臂侧侧移；（e）躯干向前移动，治疗师控制手；（f）治疗师不再控制手

（2）许多存在手臂屈肌痉挛的患者在站立和行走时发现手臂屈曲和向上挎着时感到不舒服。患者可以通过以下方式来学习控制这种屈曲：首先让他坐在椅子上，身体向前和向下弯曲，这样他的手臂可以下垂，肘部可以伸展（见图5.2a）。然后自己运动并摆动他患侧的手臂（见图5.2b），随后摆动双臂，再然后让他自然地慢慢抬起他的躯干并坐直。他一开始低着头，手臂下垂，肘部伸直，最后慢慢抬起头站起来并开始步行（见图5.2c）。当肘部再次屈曲时，他重复躯干向下向前的运动，直到肘部再次伸展（见图5.2d—f）。

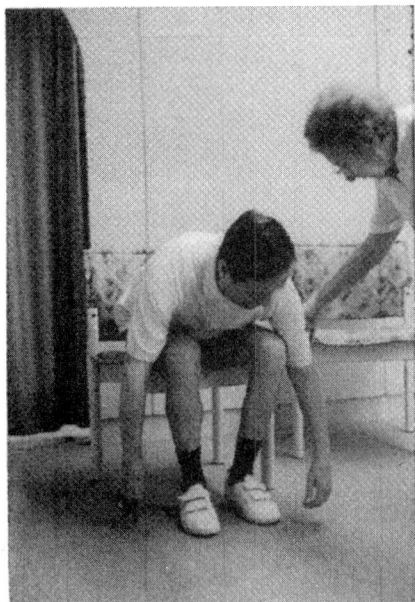

（a）

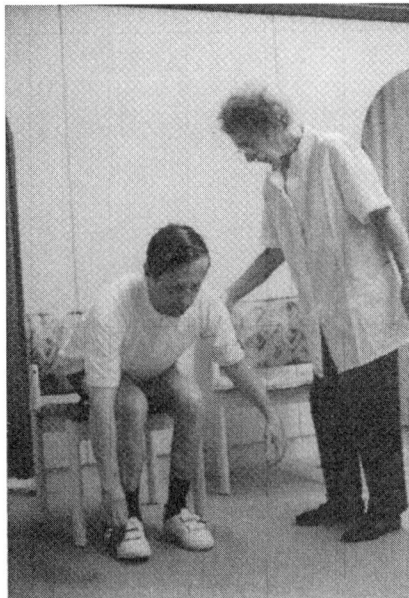

（b）

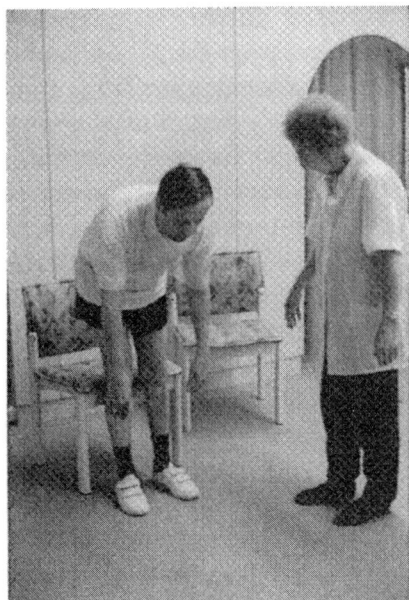

（c）

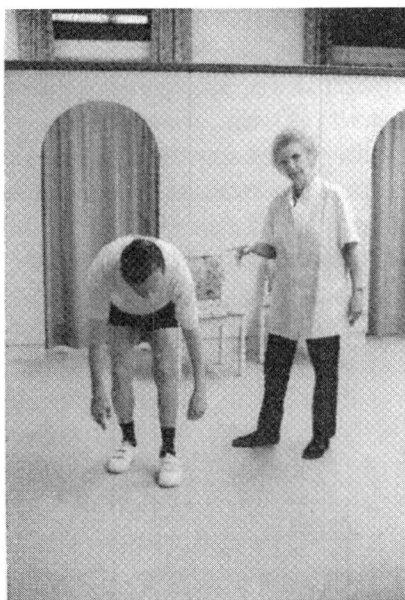

（d）

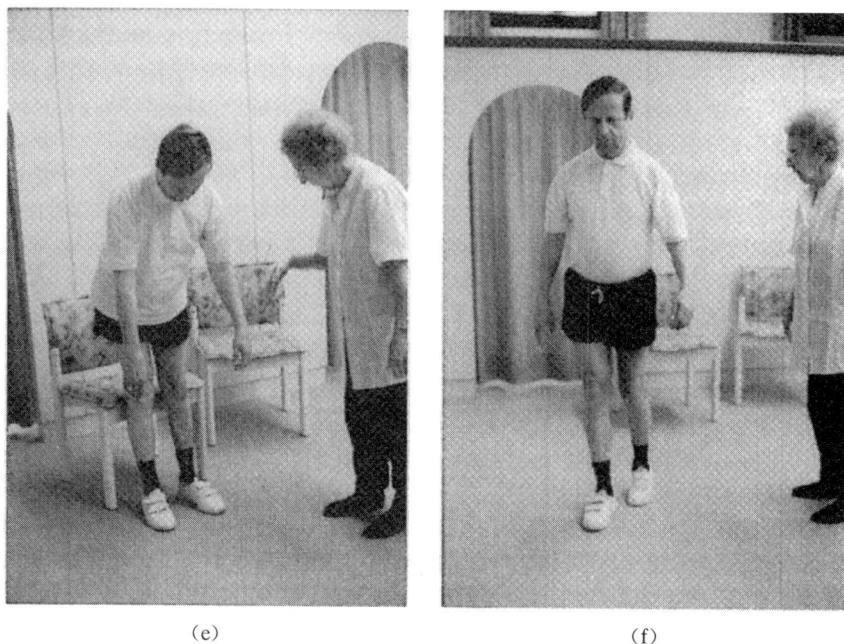

图5.2　手臂屈肌痉挛的自抑制　(a)伸直肘部,摆动双臂;(b)躯干缓慢抬起,肘部伸展;(c)慢慢站起来;(d)当肘关节屈曲时,患者再次屈身;(e)站立时保持肘部伸展;(f)行走时,保持肘部伸展

对于治疗师来说,观察患者在步行的哪个阶段中上肢出现屈曲联合反应是很有意义和必要的。这可能说明如下情况:若是在健侧下肢迈步时出现,说明患侧下肢负重不充分,且平衡能力差;若是在患侧下肢迈步时出现,说明患侧下肢伸肌痉挛,造成他的摆动相的困难。治疗时必须要考虑到这些情况。

特威切尔(1951)描述了当单独的运动成为可能时,痉挛就会消失的情况。因此,在治疗过程中痉挛状态的减少就可能使单独运动成为可能,或者单独运动可以减少痉挛状态。在具体治疗中,通过手臂或下肢的负重,通常可以首先在肘部和膝部获得选择性运动,因为这样可以使得单独运动所需的稳定更容易获得。不负重时的选择性运动,即较少固定的运动,例如,在抬起和举起手臂时,手腕和手指或肘部的单独运动就困难得多。因为患者必须进行近端稳定,在重力作用下支撑肢体,才能同时独立移动肢体的远端部分。

在恢复的后期,对于轻度痉挛的患者,必须进一步打破整体模式,获得功能技能所需的多种选择性运动。这样,患者的抑制性控制能力就会增强,随之,他对刺激的阈值也会逐渐增加。抑制不必要的功能模式是每项治疗的一个或多个方面。这可以列举出许多例子,如在举起和运动伸出的手臂时双手紧扣相握,这个动作是由患者健侧的手臂和手控制的。通过这种方式,他就可以抑制前臂屈曲、旋前,手指内收和手臂内旋的痉挛模式,从而减少痉挛状态。

"自抑制"的练习不仅对一个具体的运动有益。并且通过减少痉挛,还可以控制其他运动。

为了使治疗变得更有主动性和动态性,应使用反射性抑制运动模式,而不是静态姿势。反射性抑制运动模式不仅抑制异常的姿势反射,同时也易化积极自动的和自主的运动。即抑制易化和易化抑制。在反射性抑制运动模式的帮助下,中枢神经系统的输出被定向(分流)到更正常的活动模式,同时抑制异常的运动模式。治疗师可以通过只改变异常模式的部分来减少全身所有受影响部位的痉挛状态,而不是在整体上逆转痉挛模式,这被称为关键点控制。解除整体痉挛模式不仅有助于获得自主性的和选择性的运动,而且使患者能够控制自主的和自动运动的整个序列。最重要的关键点是近端,但也有远端关键点。

近端关键点是躯干,即脊柱及其与之相连接的头、肩胛带和骨盆带。从这里,我们可以影响张力和远端运动。痉挛的模式显示了屈肌和伸肌紧张性相混合的整体模式。患者不可能像正常人的功能活动时那样,将屈肌的部分模式和伸肌的部分模式协调结合在一起。骨盆带和肩带之间的旋转或肩胛带与骨盆带之间的旋转,在屈曲和伸展整体模式的分离中起着重要的作用。远端关键点是肢体的一部分,如肘、膝、手和足。它们影响近端的张力和运动,因此能保证躯干和头部可以自由地运动,使身体垂直和平衡。这两种类型的关键点是结合使用的,因为它们对张力和运动的影响是双重的。近端关键点的使用易化肢体的运动,远端关键点的使用易化躯干的运动。

关键点是可以互换的,并且必须要适应患者的反应。运动序列的控制需要在患者运动时改变关键点,并根据在运动过程中治疗师希望抑制或易化的模式进行灵活控制。因此,没有任何一个关键点可以承担,或用来获得整个运动序列。治疗师通过使用关键点,不仅易化了不同的模式,还为独立的选择性运动提供了必要的稳定。对于治疗师来说,在运动进行的过程中逐渐撤回她的控制是很重要的,因为她的控制干扰了患者在被控制部位活动的能力。只有在自由的和不受干扰的时序和部位,患者才能实现自主的控制。自我抑制指的是让患者能够控制自己的痉挛。当治疗师使得他有可能抑制异常的痉挛模式时,他的动作将会变得更加正常和协调,其痉挛状态亦就随之减少了。

抵消躯干和手臂屈肌痉挛的主要反射性抑制模式是颈部和脊柱的伸展,手臂和肩关节的外旋及肘关节的伸展。进一步减少屈肌痉挛可以通过增加掌心向上,腕关节伸展和拇指外展来获得。当患者仰卧位且手臂抬高时屈肌痉挛的手臂亦会伸展,但这并不意味着对屈肌痉挛有抑制作用,而只是在伸肌痉挛状态的帮助下屈肌痉挛模式发生的改变。因为它会抵抗肘部屈曲,使患者不能触摸自己的面部或头顶。同样,如果患者的躯干向前屈曲,手臂可在肘部伸展,但他不能屈曲肘部以使他的手贴近面部。这种现象由拉塞尔·布雷恩(1927)进行了描述,并被他称为"四肢伸展反射"。

在这两种情况下,屈肌痉挛并没有被抑制,而只是一种痉挛模式对另一种痉挛模式的改变,因此,两者都没有功能性用途。消除下肢伸肌和屈肌痉挛的主要反射性抑制模式是髋关节和膝关节外展、伸展和的外旋。进一步减少伸肌痉挛可以通过增加足趾和踝关节背屈及大足趾外展来获得。另一个重要的反射性抑制模式是肩胛带相对骨盆的旋转,更重要的是,骨盆带相对肩胛带的旋转。

这些只是可以用来减少痉挛的许多反射性抑制模式的几个例子。

反射性抑制模式必须适应和改变每个患者的异常姿势反应。它们不仅能抑制异常活动,同时还能给予患者正常的"姿势设置"来启动运动动作。

对异常姿势反射活动的抑制应与患者的活动紧密结合。他可能会被要求做一个特定的动作,如站起或坐下、转身、伸手够取等,这时,治疗师只从关键点来控制他的姿势反应和张力。或者在不要求他自主运动的情况下,他可能会被特殊的手法来操作和运动,这种手法要求他自动调整姿势,也就是自动反应,如平衡和其他保护性反应等。对于正常人来说,使动作既简单且又实用所需的"姿势设置"是自动的。例如,如果我们转过头去看我们的后面,那么首先需要旋转肩带。再如果我们想从椅子上站起来,我们需要首先调整我们的下肢和躯干,然后站起来。但偏瘫患者的情况则不同,他被限制在一个静态的"姿势设置"中,这将阻碍其他不属于该姿势的运动。为了使这些运动成为可能,应该给患者提供易化他们而不是阻碍他们的姿势设置。易化方法设计的目的是以特殊的方法处理患者,使其获得具体的正常运动动作。

这些姿势的设定,即姿势的适应,会随着预期的运动动作而改变,事实上,它们应该先于运动动作。霍勒克(Horak,1987)说:

"姿势的调整不仅是对意想不到的外部干扰的感觉反馈的结果,而且也是对预期自我产生的干扰'反馈'的结果。"

从治疗的开始,痉挛患者必须学会以许多不同的方式和模式组合使用他的肌肉,并且,他只能在痉挛减少时这样做。作为治疗师,我们必须使他能够体验到自己已经失去的功能性运动的正常感觉。因为只有通过"感觉"一个正常的运动动作和以最小的力量取得的结果,他才能再次"学习"到它是如何做的。偏瘫患者和正常人一样,不学习运动,而是学习运动的"感觉"。然而患者的感觉体验是由他肌肉的痉挛状态引起的。当他试图运动的时候,他感觉到的是过度努力的运动动作。他的四肢感到沉重,尽管他努力了,但他还是觉得肌肉太无力了,无法去运动它们。他只能感觉到一种姿势，而且关节的活动范围非常有限。在治疗中，给患者尽可能多的正常的张力、姿势和运动的感觉是至关重要的。因此，治疗师要用她的手法帮助患者在比较正常的姿势张力背景下，体验不同的、比较正常的姿势和运动动作的感觉。

一般来说，轻度或中度痉挛的患者对于运动不会太过"弱化"。肌肉力量的缺乏可能不是出于肌无力，而是出于痉挛性拮抗肌的对抗。如果后者的痉挛状态减轻，那些看似无力的肌肉就可能会有效地收缩。拉赫曼（Rachman，1967）写道："张力的增加可能会干扰正常的运动，其程度远远超出潜在的肌无力。"在痉挛患者中，肌肉的收缩不会导致其拮抗肌的交互抑制，因为存在过度的共同收缩，这是痉挛的典型特征。因此，通过激活主动肌来交互抑制痉挛性拮抗肌在治疗痉挛患者中是不能依赖的。

由前文可知，上运动神经元病变患者的主要问题有两个方面：①协调异常，②姿势张力异常。治疗亦有两个主要目标：①减少痉挛，②引入更多的选择性运动模式，无论是自动的还是随意的，为了功能技能的准备，在治疗中都应该遵循。持续性地缓解痉挛，才能使患者能够主动地进行选择性运动，也只有这样，才能实现治疗效果的延续或结转。特威切尔（1951）发现了这一点，他说：

> "接下来要恢复的是肩膀、肘部、所有手指或手腕的活动能力。这种协同复合元素的分离是逐渐实现的。如果自主运动的力量和灵活性继续改善，就会达到一个痉挛突然减轻的阶段，首先是肩部和肘部肌肉，然后是手腕和手指屈肌。"

对于肌肉无力或真正弱化的患者，必须增加姿势活动，这是通过使用触觉和本体感觉刺激来实现的。然而，在这些患者中，所有的刺激技术都必须小心使用，因为它们可能导致异常的紧张性反射活动，而不是产生正常的姿势张力和正常的肌肉动作协调。这可以通过仔细地分级刺激和同时使用反射性抑制模式以及刺激技术来避免，这样患者对感觉输入反应的运动输出就可以被控制并保持正常。

最重要的是,在对患者个体的需求进行正确评定的基础上制订治疗计划。这应包括评定:

(1) 他的姿势张力以及在不同的姿势和运动动作刺激情况下的张力变化。

(2) 他的姿势和运动模式的质量。

(3) 他的功能能力和残疾情况。

然后制订治疗计划,说明治疗的总体目标,例如:

(1) 是否需要减少、增加或稳定姿势张力?

(2) 哪些姿势模式或运动反应应该被抑制,哪些应该被获得和易化?

(3) 哪些功能性技能应该为患者进行准备,按什么顺序,用什么方法?

针对个体病例的某些治疗阶段所采用的具体治疗模式和选择的技术是从一般的评定中得出的。

第六章

治疗方法

　　本章中所描述的许多治疗方法都是针对个体患者的建议和想法。它们不应该被看作是在给定的顺序上一个连续的练习过程或模式而用于所有的患者。必须始终记住,这种治疗的目的是改善患侧的运动质量,以便最终在脑损伤范围内双侧尽可能相互协调地发挥作用。因此,治疗师从众多的技术中选择使用哪种技术,将取决于患者个体首先需要什么,并且最重要的是让他走上正常的康复之路。选择的技术必须在患者身上进行试验,并在相同的治疗过程中测试其效果。这种效果,作为治疗师处理的持续反应无论是好是坏,都会表现在患者的姿势张力、运动模式和功能使用的变化上。不应该让一种模式和一种技术对预期的反应负责。如果没有观察到变化,或变得更糟糕,尝试治疗的项目就必须停止。然而,并不一定是技术或模式不合适,而可能是使用它的方式没有产生预期的反应。好的治疗需要大量的实验,一切都取决于患者和治疗师之间的持续反馈。技术是工具,因此是可以互换的。我们治疗或干预的是患者的"反应",并不断地以他的反应指导我们的手法。在实际的治疗过程中,这种治疗方法向治疗师揭示了正在发生的效果,从而使治疗师知道在她可能使用的众多技术中,哪些是有助于改善的,哪些是有害的或无用的。通常某些技术被长时间使用,总希望有一天会产生效果,即使在任何治疗过程中都看不到有任何改善,但还是要固执地坚持,这是不对的。应该根据患者的反应不断地调整技术,这不仅会防止时间的浪费,而且还会使更系统的治疗成为可能,并产生良好的结果。此外,它亦将提供某种提示,以作为针对某种特殊类型的患者是有用的,并指出对于其他显示有类似困难和需求的患者,什么是有用的和成功的。

所采用的技术取决于患者已达到的恢复阶段,或恢复过程已停止的阶段。这些阶段可界定为:

（1）初始弛缓阶段。

（2）痉挛阶段。

（3）相对恢复阶段。

个体患者的恢复可能处在这些阶段中的任何一个阶段。如果偏瘫发病后不能尽早给予治疗,也必须在患者达到恢复期时立即开始治疗。此外,应当牢记,这三个阶段是有重叠的,不能简单地分开。在弛缓期可能已经发现了一定程度的痉挛,或者患者在痉挛期可能就有一些非常独立的肢体运动。此外,即使是在相对恢复的第三阶段,当患者必须用力完成比较困难的任务时,痉挛可能仍然会干扰选择性运动。

初始弛缓阶段

脑卒中将产生一种完全性、突然性的变化,患者没有时间自我调整并慢慢地去适应。他会感到困惑和迷茫,并且身体的两边呈现出不同的感觉。可以说,他被分割成两部分,健侧和患侧的两部分之间没有任何相互作用。由于患侧没有平衡和手臂的支撑,患者非常害怕朝患侧跌倒,这就增加了痉挛。当然,即使正常人在害怕摔倒时也会变得僵硬。所有这一切将导致患者对患侧的忽略,而完全朝向健侧,这种影响在治疗中应予以抵消而不是加强。

　　在早期阶段的治疗应帮助患者向患侧转移体重，并学会在坐着和站立时用患侧保持平衡。这将可以帮助手臂和躯干的双侧功能，使健侧和患侧的相互作用成为可能。

　　最初的弛缓期出现在偏瘫发病后不久，持续数天至数周，甚至更长。患者不能运动患侧，而且常常不知道他的患侧还有一只胳膊或一条腿。他失去了以前的运动模式。起初，即使是健侧也是用不适当的运动模式去代偿患侧活动的丧失。这时他必须以一种不同的方式使用他的健侧，但他又不知道如何立即做到这一点。在这个阶段，患侧关节活动范围对被动运动没有限制。虽然还没有出现痉挛的迹象，但肩胛的后撤可能会对肩胛带的被动向前运动产生一些阻力。手指和手腕可能轻微屈曲，在快速被动伸展时，可能会感到一些阻力。在肘关节伸展的情况下，前臂和手腕充分旋后可能会有轻微的阻力。当髋关节和膝关节伸展时，踝关节和足趾背屈可能会感觉到痉挛的最初迹象，在某些情况下，可能会有轻微的阻力，以抵抗足外翻。

　　患者在床上的体位，如：颈部通常向患侧轻微侧屈，肩和手臂回缩，在这个阶段肘关节仍然是伸展的，前臂是旋前的。下肢通常伸直并且髋关节向外侧旋转，踝关节跖屈，足通常轻度旋后。少数患者，一般是年纪较大或病情严重的患者，下肢屈曲外展，足内翻。在所有情况下，整个患侧，如肩部和骨盆，均轻微向后旋转。

　　患者不能向健侧翻身，不能无支撑坐着，亦不能站立或行走。他倾向于倒向患侧，因为他没有中线方位感。后者是一个有趣的现象，因为正常情况下，健侧激活将防止他向患侧的跌落。这可以解释为，健侧并不"知道"患侧正在发生什么，因为两侧之间没有相互作用，并且每一侧的感觉都是完全不同的。

　　只要是缺乏张力和没有痉挛状态，健侧肢体运动时就不会有联合反应发生。

基于翻身、坐起、站立和行走的准备性治疗

卒中患者的康复,在早期阶段,专职护理人员扮演着重要的角色,特别是当他仍然躺在床上或坐在椅子上需要大量护理时。这个时候,在处理患者的方式上可能会犯很多错误,这将会对未来的治疗和康复产生不利的影响。通过对患者适当的姿势定位和处理,可以防止痉挛的过度增加,也可以防止挛缩、肩痛和肩手综合征、以及肩胛带和骨盆带的回缩,甚至患侧忽略现象的出现。

治疗与护理有重叠之处,物理治疗与护理应相辅相成。在早期阶段,护理人员整天照顾患者,而物理治疗师则每天只和患者在一起一小段时间。物理治疗师教患者如何获得运动,同时向护理人员展示如何通过在早期阶段对患者的姿势设置和处理方式来帮助患者朝向最终的目标并巩固治疗的效果。物理治疗师和职业治疗师也可以通过让患者获得一些独立,从而反过来帮助护士,以减轻她们的负担。

护士与治疗师之间的合作

合作不仅是可行的,而且是至关重要的。它可以通过不同辅助服务之间的良好沟通和护士了解偏瘫患者的特殊问题来实现。这些问题不仅不同于那些没有脑损伤的患者,而且也不同于其他的偏瘫患者。在所有的偏瘫患者中,许多问题都是相似的,但并不是所有患者都受到相同程度或相同方式的影响。不同程度的感觉缺陷、不同的张力质量、患者的年龄、焦虑和失望、困惑、意识和情绪状态、语言参与等,都会引起不同的个体问题。患者的病情会随着治疗而改变,通常会自行缓解。随着能力的发展,他会遇到不同的问题。通过对患者身体的某些部位给予帮助和支持,治疗师和护士使患者在被帮助运动时能够积极参与,并通过这种方式,让他学会如何在无人帮助的情况下运动。一开始,患者只能完成一系列动作中的一部分,如在床上部分翻身、部分坐起、部分从坐在床或椅子上站起来等。他必须重新学习他所有的动作,经常是在健侧,因为现在健侧必须以不同的方式使用,以适应其在患侧失去的作用。患者不可能很快学会这一点,也不可能主动地跟随治疗师的快速动作。当他被运动时,必须给予足够的时间来配合,并且需要多次重复相同的动作。患者由于被动地转移太快,没有时间主动配合的情况是经常发生的。与此同时,通常都期望患者能够自己穿衣、起床、走路和独立,并且是尽快的,但却没有给予任何渐进式的、系统性的准备来帮助他们获得这些独立运动的能力。

在早期阶段,护士对患者的处理应该与物理治疗师对患者的处理相一致。如果有明显的差异,患者将不能够建立任何新学习的动作,也不会有转移或应用到日常生活中的能力。

为了达到良好的配合,物理治疗师应该适时地告诉护士和患者康复治疗的进展情况,以及他已经学会了什么,或在最少的帮助下他自己能做什么。她还应该向护士展示她处理患者的方式,以及她在对该患者的治疗中做了哪些改变。如果护士或护理人员能与物理治疗师一起,首先对患者的能力和残疾情况进行评定,然后在物理治疗过程中时常的现场观摩,这对患者的康复将是有利的。这种合作将使护理人员更多地参与到患者的实际康复之中,使她们的工作更有价值,而不是例行公事。

然而,遗憾的是,护理人员有她们自己的工作任务,当然这在很大程度上取决于医院本身。通常是由于护士太少,工作量大,总是匆匆忙忙,因此妨碍了患者的主动配合。然而,患者需要在被运动时尽可能地主动起来,为以后在无人帮助情况下的运动做准备。如果在为他整理床铺或搬到椅子上时被两名护士照顾,即使他愿意,他也没有机会提供主动配合。因此,对患者来说,最好是由一个护士来照顾他,并鼓励患者帮助她。这可能比两个护士一起护理的时间要长一些,但就护理的步骤而言,最终的结果是一样的,因为第二个护士可以照顾另一个患者。

如果患者必须居家护理,就有必要指导亲属按照本章"偏瘫患的姿势设置和运动"中描述的方式来进行护理。

偏瘫患者的特殊护理问题

在偏瘫护理中,除了心脏、呼吸、循环等纯医学方面的问题外,还有一些针对偏瘫护理的特殊问题需要护士去关心和了解。具体如下:

(1) **患者的身体似乎被分成了两半,两半之间没有任何联系**。患者可能根本感觉不到患侧的手臂或下肢,即使没有或很少有感觉缺陷的患者,他的肌肉和不活动的关节也会有异常的感觉。这种分裂的心理影响表现在患者将目光从患侧移开,即使在他患侧手臂和下肢上进行注射时亦是如此。

(2) **双侧的姿势张力不同**。起初,患者很松软,似乎根本无力运动手臂或下肢。在某些情况下,这种情况只会持续几天,而在其他情况下会持续更长的时间。弛缓对手臂的影响更大,持续的时间更长。但迟早会出现痉挛状态,使他的运动变得僵硬。如果患者很努力地运动,或者他变得亢奋,又或者如果他想交流,但苦于不能说话,如果他感到恐惧,痉挛就都会加剧。痉挛状态表现为特定的姿势异常,即手臂的屈曲和回缩,以及下肢的伸展和骨盆的向后旋转。如果痉挛程度变得严重,它可能很快造成挛缩。这些总是会影响患者以后的活动能力。例如:在步行时痉挛的存在,会阻碍他屈曲膝关节并会向下猛推他的足跟,或者它可能导致足在足踝处翻转;他将无法抬起手臂,伸展肘部和腕部,也无法张开手和手指去抓握东西。护理人员通过对患者睡在床上或坐在椅子上时的特殊姿势设置,可以帮助患者避免异常姿势模式的形成;正确的姿势将防止痉挛模式的产生,并有助于维持,甚至扩展患者的潜在功能。

(3) **患者已经不知道如何运动了**。他必须重新学习如何在床上翻身、如何坐起来和躺下来、如何站起来、以及如何站起来并步行。患者会感到困惑,经常不知道如何用他的健侧来弥补患侧运动的丧失。

他已经不"知道"他的患侧，或者不知道如何使用患侧。他几乎或根本没有平衡感，害怕向患侧跌落。这种对跌倒的恐惧是最大的问题之一，不仅是在早期阶段，在以后站立和行走时更是如此。由于这个原因，护士、治疗师和患者的亲属在帮助他时应该站在患侧，而不是站在健侧，因为患者自己可以在没有帮助的情况下使用健侧。通过站在他的患侧，护理人员可以帮助他把充分的体重都放在患侧上面，从而提高他的平衡能力。然而，如果护理员站在健侧，当他失去平衡，趋于摔倒时，护理人员就不能帮助他了。护士对患者做的每一个动作对他来说都是新鲜的。他必须学会调整自己，并复制到每一个新情况中。正如前面提到的，他不可能很快地做到这一点，但事实上，他必须运用到运动的每个"阶段"。他不应该被护士匆忙地运动，也不应被动地从一个位置移到另一个位置。应该给予他时间和机会，让他主动跟随她做所做的动作。物理治疗师将找出何时何地患者需要帮助支持的方式和方法，更重要的是找出哪里不需要帮助和支持。护士会发现，如果患者在适当的时候、适当的地方得到必要的、且很少的帮助，他往往能做的比她所期望的更多。

（4）**前三点的概括**。似乎分裂的身体，两边不同的姿势张力，不知道如何运动，所有结合在一起就是：患者长时间惧怕跌倒，即使在他能够挂着拐杖走路后亦是如此；平衡的问题即使在躺着和坐着的时候就能看到；在坐和站的过程中，患侧没有负重；颈部和躯干向患侧侧屈，加上患者的患侧手臂无法支撑自己，使患者倾向于倒向患侧。

护士和治疗师对偏瘫患者的姿势定位和身体移动

手臂和头

卧床姿势：患者仰卧。

为了防止肩胛带回缩：应将充分伸出的手臂沿体侧放在一个稍高

于躯干的枕头上。将手伸开放在枕头上,或者可能的话,将手旋后放置在枕头的外侧缘。

重要提示:将患者头部向非患侧侧移,将患侧肩部尽可能向前放置在枕头上(见图 6.1a)。

骨盆和下肢

要注意的是,伸肌痉挛有或无的患者需要不同的姿势设置。

a. 对下肢有屈肌倾向,伸肌张力缺乏的患者,一般是那些严重的脑卒中后的患者,将在更长的时间内保持弛缓而不是痉挛。特别是一些老年人可能缺乏膀胱或直肠括约肌的控制。

屈肌趋向对康复是不利的。如果屈肌姿势得以确立并出现挛缩,这类患者将没有足够的伸肌张力使他能够站起、站立或行走。因此,治疗师必须预防髋关节和膝关节屈肌挛缩、小腿压疮和足内翻(见图 6.1b)。

床上姿势:在患者仰卧时,在患侧骨盆下放置一个枕头或沙袋,以抬起骨盆(避免骨盆回缩)。枕头必须足够长,以支撑大腿外侧。这可以防止下肢的外旋,但枕头不能超过中间位置,否则将产生内旋(见图 6.1c)。如果踝关节过度伸展或旋后,可以将一块木板垫在足底,以实现背屈和外翻。

b. 对早期出现伸肌痉挛的患者,痉挛将使他们能够站立,但也将妨碍在步行时膝关节屈曲。患者倾向于骨盆后撤,导致下肢过度外旋。

床上姿势:患者不应总是仰卧,而应学会健侧卧位和患侧卧位。像在(图 6.1a)中那样,用沙袋或枕头支撑骨盆并将其向前提起。为避免伸肌过度痉挛,患者需要用小泡沫橡胶垫支撑膝盖下,使膝盖微微弯曲。这种患者不适合在足下垫木板,因为他将会用足趾推它。

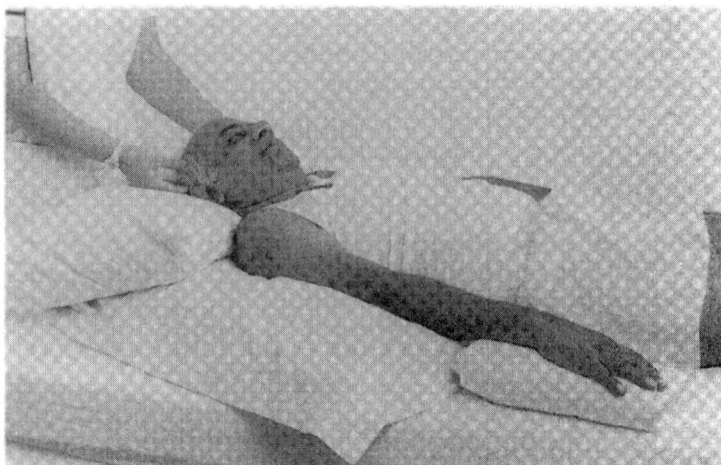

图 6.1a　头部向健侧侧向移动，肩部向前

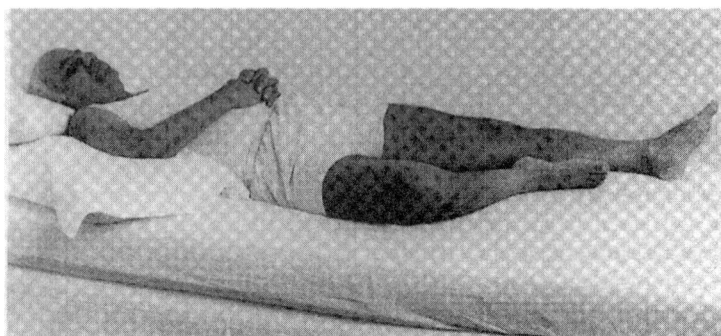

图 6.1b　这样的下肢位置应避免

注意：髋关节和膝关节的屈曲-外展模式和足部的旋后。

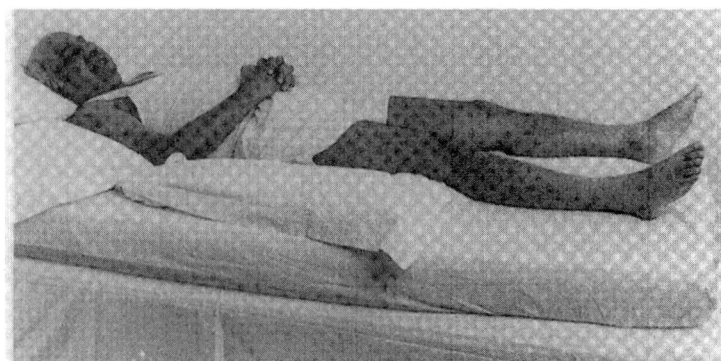

图 6.1c　骨盆抬高，大腿外侧用枕头支撑，使下肢位置良好

使患者侧翻身的动作

在治疗时,患者首先应与物理治疗师练习下列运动动作,然后由护士在每天的护理中使用。旋转应从上半身开始,为了做到这一点,患者必须首先学会用健侧手臂抬起患侧手臂,并双手合十(即十指交叉)。然后举起扣着的双手,肘部伸直,两臂水平,如果可能的话,举过头顶。从这里,他应首先移动他的手臂到一边,然后到另一边(见图 6.2a)。转向健侧时,也应该双手紧握,从手臂和躯干开始。如果可能的话,他只需要很小的帮助,转动骨盆,将患侧下肢移至健侧(见图 6.2b)。当他处于健侧卧位时,患侧肩部应向前伸,手臂放置在枕头上,肘部伸直。这样枕头就可以用双臂"拥抱"。对患者来说,转向

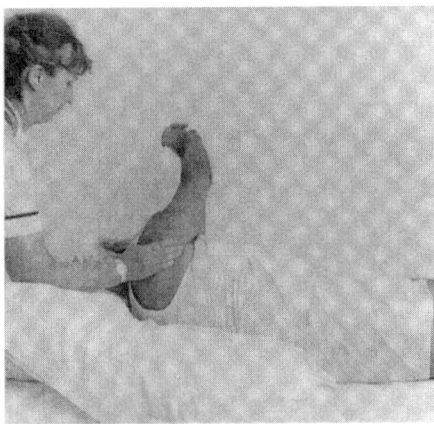

图 6.2a　双手紧握,转向健侧
注:动作开始后肩部向前;用小枕头让膝部保持轻微屈曲。

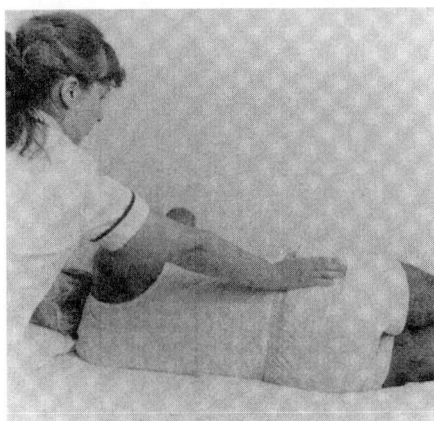

图 6.2b　骨盆向前移动

患侧比转向健侧更容易,而且他可能不需要帮助,因为他可以使用健侧的胳膊和下肢来翻身。当患侧卧位时,应将患侧肩部向前推出,然后手臂外旋并在肘关节处伸展(见图6.2c)。

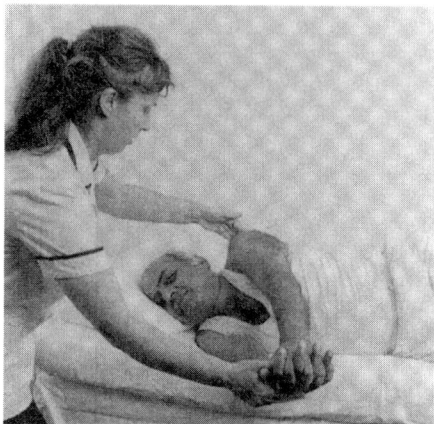

图6.2c 转向患侧,肩部顺势向前

使用便盆

如有必要,护士应帮助患者屈曲患侧下肢,并将他的足平放在床上,让患者自己屈曲健侧下肢,并将其置于与患侧足平行或接近的位置。护士用一只手固定双足,并要求患者抬起骨盆。然后她将便盆放在骨盆下。患者应保持双下肢屈曲,如果患足不能保持初始位置并滑出,患者可以用健侧足固定(见图6.3a)。

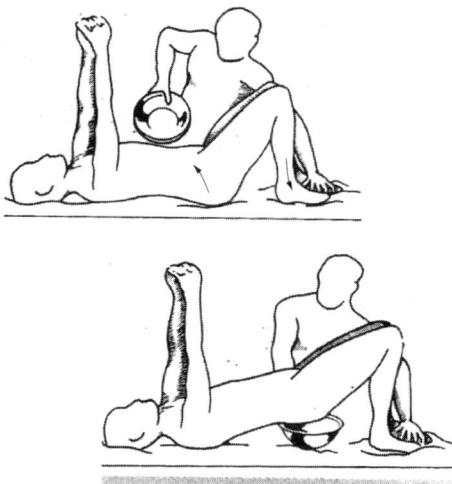

图6.3a 治疗师固定患者双足,患者抬起骨盆

如果他滑到床尾时，帮他将自己推向床头

在护士的帮助下，让患者采用上述使用便盆时动作中的第一部分。这时护士扶着他的双足让其贴近骨盆，让患者把自己向上推到床头。患者可能会觉得这很难。护士可以用一只手固定他的患侧足，用另一只手从肩部扶起他。最好的方法是将她的手放在他的腋窝下，同时向上和向前抬起肩部，或者她可以抬起他的骨盆，帮助他以这种方式推动自己向前（见图 6.3b,c）。

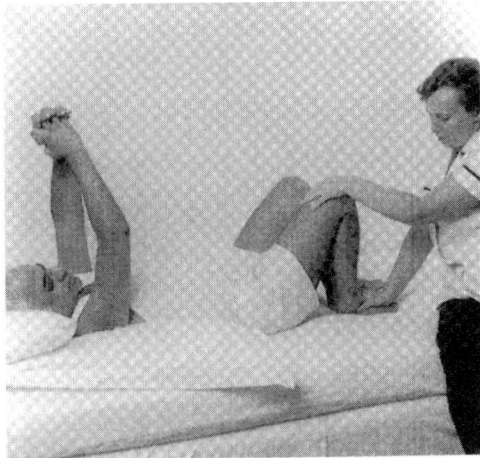

图 6.3b　下压患者屈曲的膝部，
　　　　　固定患者足部

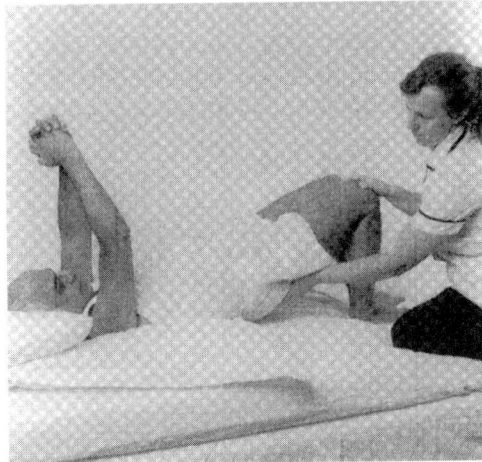

图 6.3c　抬高骨盆使患者在床
　　　　　上向上移动

翻身起床坐在床边

a. **转向健侧坐起来**。如前所述,患者开始时双手交叉,用健侧前臂支撑自己,同时他把健侧下肢放在床边,呈半坐起姿势。护士可以通过将他的头向患侧移动来帮助他坐起来。与此同时,她用另一只手将患侧下肢移到床边。患者应保持双手紧握(见图6.4a)。如果他们已经接受过训练,可以将屈曲的双下肢移向一侧或另一侧,这样有些患者可能不需要护士的帮助就能将患侧下肢从床的边缘放下并坐起来。用紧扣的双手,开始先转动躯干,然后是骨盆,翻身时双足放在床上,双膝并拢。这是一个很好的为患者将患下肢移出床缘做准备的方法(见图6.4b,c)。

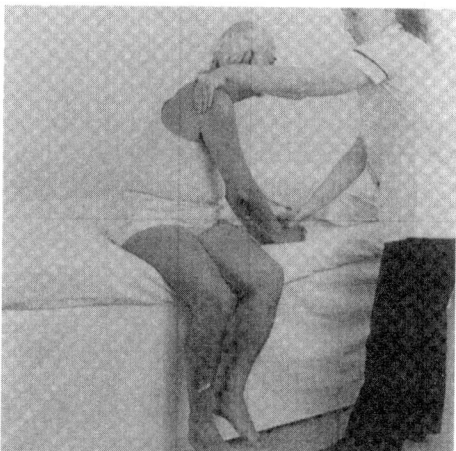

图 6.4a　从健侧坐起
注意:保持患侧的肩部和手臂向前。

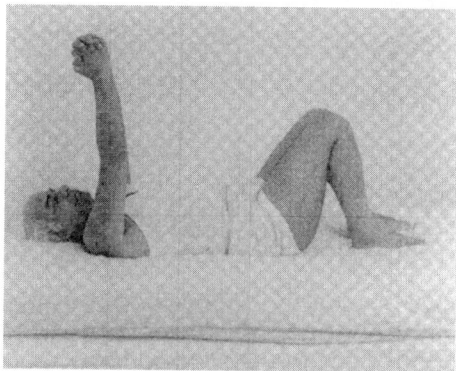

图 6.4b　患者双膝并拢

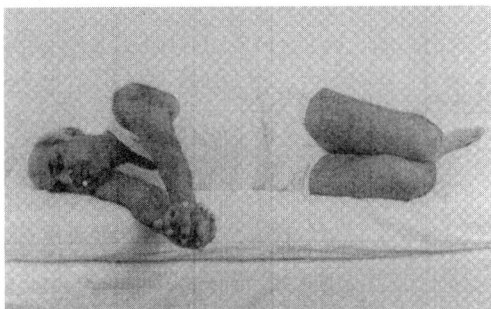

图 6.4c 患者向两侧转身

b. **转向患侧坐起**。这对患者来说有点困难，然而对他们来说是必要的练习。患者开始按上述方式翻身，即双手交叉翻身。当他患侧躺着并想坐起来时，护士在患侧托住患者的头部，并帮助他将头朝健侧和向上移动，同时让他将自己支撑在患侧前臂上。护士应帮助将患侧下肢移到床边（见图 6.4d,e）。

当患者将健侧下肢移到床边时，护士进一步将患者的头从患侧推向健侧，这样他就能坐起来（见图 6.4f）。如果患者的手臂在屈曲时无明显痉挛，应将手臂伸直，将患侧手放在床上，并保持住。在这个阶段，健侧手臂是自由的，以帮助躯干向上运动。

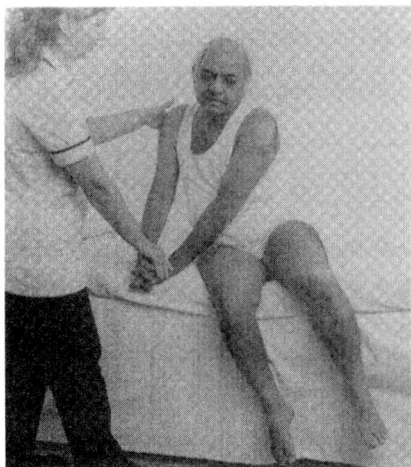

图 6.4d 从患侧坐起

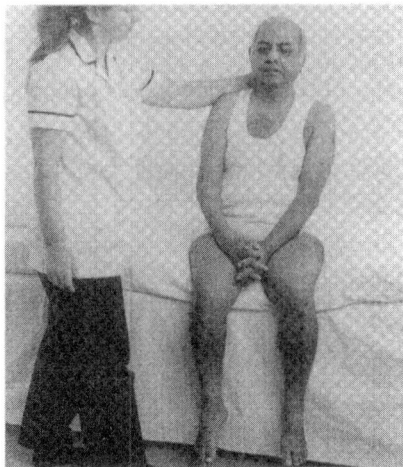

图 6.4e 治疗师或护士将患者头部移向健侧

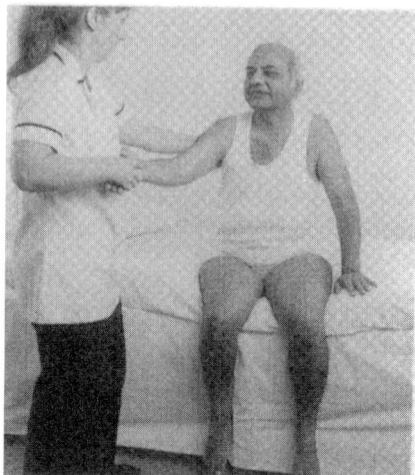

图 6.4f　治疗师向前移动肩部和伸展
　　　　手臂。患者用健侧手臂支撑

从坐位到卧位

护士握住患者的患侧手，并使手臂外旋，让患者在与肩部同等高度时斜向前伸，并用健侧手臂支撑慢慢躺下。通过这种方式，护士将防止肩胛的回缩和患侧臂的屈曲。然后患者将健侧下肢抬到床上。如果可能，他应该屈曲患下肢的膝部并将其移到床上，护士可以从膝下抬起，给予少量帮助。患者不应该用健侧下肢提起患侧下肢，这在大多数情况下是不必要的，而且是有害的，因为患者不应该养成用健侧下肢移动患侧下肢的习惯，而应该尽快学会主动抬起患侧下肢。

坐住和站起

在床前放置一个泡沫橡胶垫，以便站立。当患者坐着、站着或走路时，护士不应该站在健侧，因为患者可以使用健侧而不需要护士。她应该站在患者的面前，或者最好是站在他的患侧。这将使她能在患者坐、站或行走时、或在转移到椅子上、或从椅子转移到床上时，将患者的体重移到患侧。如果患者能将重心转移到患侧，他就会逐渐克服害怕摔倒的恐惧。

从坐到站。当患者坐在床上时，护士应站在他面前，让他用健侧手臂环抱着她的腰。然后,她握持住患侧手臂,用一只手放在他的腋下,抬起他的肩膀,向外旋转手臂并伸展肘部。然后,她应将他的手臂向前,像健侧手臂一样抵在他的腰部(见图 6.5a),用前臂将患者的手臂固定在她的身体上,这样她的双手就可以腾出来帮助患者站起来。在患者站起来之前,治疗师需要帮助他从髋部向前移动,因为患者往往倾向于回缩他的患侧肩部并向后倾斜躯干,特别是在患侧(见图 6.5b)。通常情况下,即使有人站在他面前,患者也会害怕跌倒,并且害怕倒向患侧。这种恐惧可以通过护士将她的一只手放在他的腋下,抓住它,轻轻地将他拉向患侧,这样他的体重就可以承受在患侧的髋部,从而减轻恐惧感。她可以用她的另一只手把他的头推向健侧,因为向患侧跌落通常是从头部开始的。这样做利用头部侧面的侧压就可以防止坠落到患侧。坐姿时,应让他抬头望护士,不应该低下头。当患者能做到这一点时,应使用该体位,即坐着不向后靠,将健侧足放在地板上,然后再将患侧足放在地板上,接着站起来。如果患足需要帮助,护士应从膝部上方向下推他的下肢。如果当患足着地时,它会

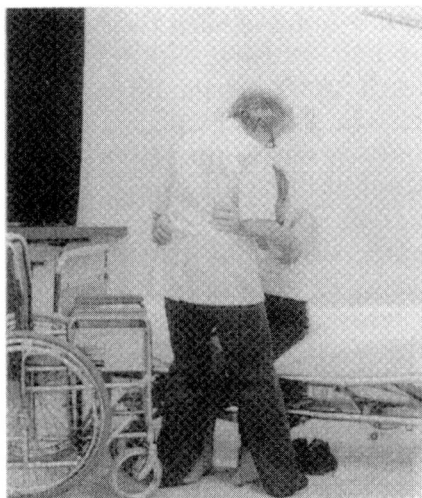 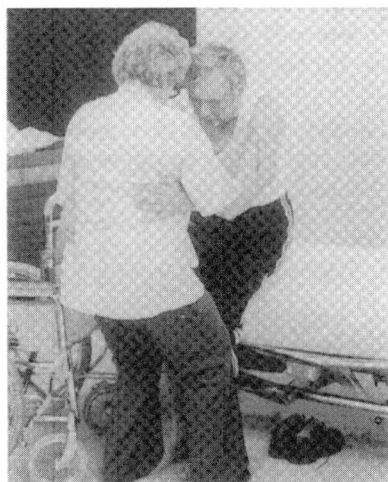

图 6.5a　患者坐位。在站起来之前,患侧手臂被固定在治疗师的腰上

图 6.5b　从髋部开始引导躯干向前移动,让患者站起

再次向上拉,护士可以先将她的足轻轻地放在它上面。当患者站起来时,护士可以用手帮助他,也就是将手放在患者健侧背后,将腰椎向前轻推,让髋部伸展,使他能够站直。起初,他可以用大腿靠在床上。

如果他能不靠床站一会儿,护士就可以把他转向轮椅。这时应从他身体的上半部分开始,从腋下支撑他,让他从健侧缓慢坐到轮椅上。轮椅放置在只需要一个直角转弯的位置。坐的时候,患者的上半身向前,直到他能稳定地坐住。

从椅子上站起来。护士站在患者面前,让患者的双手向前伸,就像从坐在床边站起来一样。患者两膝并拢在中线上,双足与膝部成直角平行。患侧足不应该在健侧足的前面,或至少不要在健侧足的前面太远,否则他将不能用患侧的足承重。如果患者试图把他的患侧足从地板上抬起来,护士可以把她自己的足轻轻地放在上面加以阻止。在他站起来之前,她应该用那只在患者健侧的手,在他的患侧膝盖上给一些压力,以便给他一种负重的感觉。然后她把那只手从患者的膝盖上拿开,从后面支撑他的腰部,并把他的躯干向前引导。患者的头不应低垂,应直视护士。然后她将膝部压在患者的膝部上,帮助他站起来,就像她帮助他从床上站起来一样(见图 6.5c)。

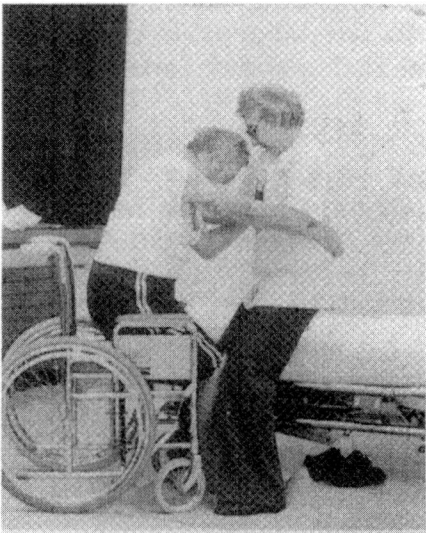

图 6.5c 患者从轮椅上站起来
或坐到轮椅上

轮椅患者的照护

坐在轮椅上时,特别是在第一阶段弛缓期时,患者会更倾向于向患侧倾斜。患侧的肩带和躯干向下或向后拉。头部也被拉向患侧倾斜。这种情况如果得不到纠正,患者随后就会通过将他的整个重量放在健侧来代偿这种倾向,并将总是紧紧抓住椅子,只看向健侧。这对患侧的康复以及负重和平衡都是非常不利的,应该尽早从坐姿开始就进行纠正。

轮椅应该有一个足够宽的扶手来容纳和支持手臂,而不让它向内或向外滑动。臂托应足够长,以使手臂尽可能前伸,使肘部伸展,防止肩胛后撤。手指在正常位置伸展,放置在粘在扶手上的圆形扁平泡沫橡胶支架上(见图 6.6a)。当患者自己驱动轮椅时,扶手可防止手臂联合反应的屈曲和回缩。用一个枕头或沙袋轻轻支撑患侧肩部,以防止其向下拉。在肩部后面放置枕头,使之能向前伸出。患者的躯干应得到支撑,使其不向后倾斜,这可以用木板作为靠背来进行。护理要注意的是,要确保患侧下肢没有外展,可在大腿外侧放置一个小沙袋以防止这种情况。

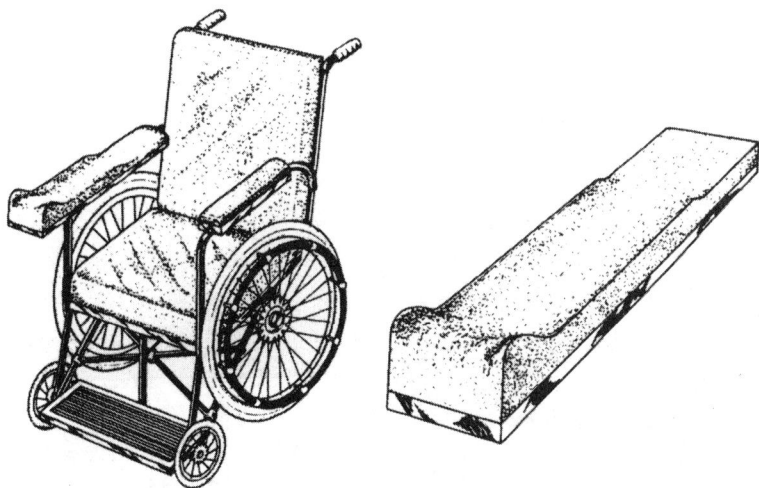

图 6.6a 轮椅及扶手图

对于患者来说,一个比使用扶手更好的方法是在他面前放一块可移动的木板。这可以使他的双臂向前,他可以看到他患侧的手臂和手,以及做双侧手臂练习。当他习惯了轮椅上的这个姿势后,在他坐在桌子前面时,他也会做好同样的准备。应教他用患侧的手抓住木板的边缘,这个姿势可以使他的肩部很好地向前并能伸展肘部(见图6.6 b,c,d)

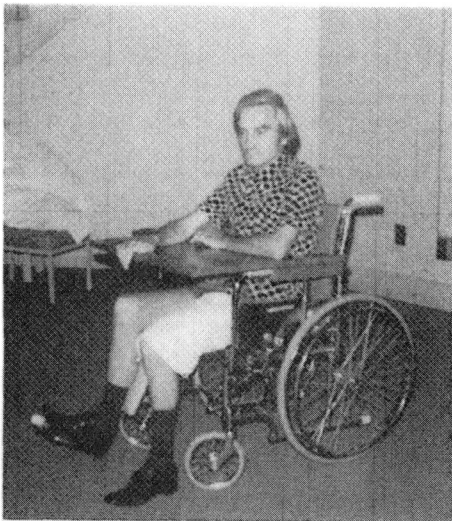

图6.6b 轮椅前置木板
注意:患者用患手握持木板。

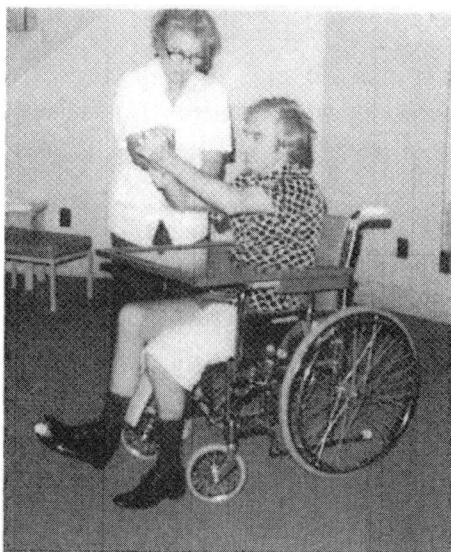

图6.6c 患者双手交叉练习双侧手臂运动

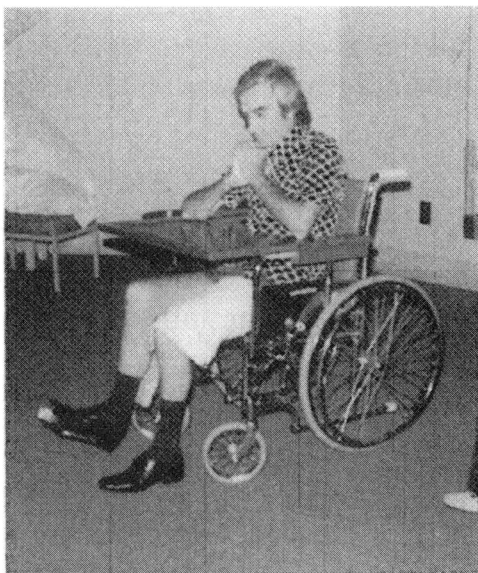

图 6.6d　患者应双手交叉在口部活动

特别注意事项

为了帮助患者将患侧整合进身体图式,特别是手臂和手,护士应重视以下几点:

(1)患者应该经常性地双手交叉,双臂抬高,昂头坐着。他不应该用健侧的手"护理"患侧的手。

(2)他应该朝向患侧看。

(3)来访者和其他可能与他谈话的患者应坐在或站在他患侧。

(4)患者应该经常坐在桌子前面,而不是坐在前面没有桌子的椅子上。

(5)双臂应放在桌子上,双手交叉紧握,或者当用健侧手吃饭或做事时,患侧手臂应伸展放在桌子上。还可以让他抓住固定在桌子上的一根直立的柱子上。

(6)如果需要在帮助下步行,护士应在患侧辅助,而不是在健侧。

第一阶段(主要为弛缓)的物理治疗

从仰卧转向侧卧

治疗师在治疗过程中应该做的第一件事就是让患者将身体转向任何一侧。平卧是一种产生最大限度伸肌痉挛的姿势,其表现为手臂在肩部的回缩和下肢伸肌的痉挛。因此,患者不应一直保持仰卧位,而是尽快学会使用躯干,即用肩胛带和骨盆带翻身,让每天有一段时间侧躺。如果他翻身侧躺在健侧,患肢在上,肩膀和手臂应向前移动,肘部伸展,患侧下肢以半屈曲的自然姿势躺着。如果他翻身侧卧在患侧,患侧的肩部应再次向前放置,肘部伸直并旋后。这个姿势有助于防止肩部回缩和患侧手臂旋前屈肌痉挛的发展。仰卧位已在前一节的护理中描述。

翻身最好从肩带和手臂的运动开始。患者仰卧,双手紧扣,患侧拇指在健侧拇指之上,以获得最大外展。双手交叉紧扣在一起会让他意识到双手的平等,也会让患侧手有一定程度的旋后。手指掌指关节的展开,易化了腕关节和手指的伸展,并可以对抗屈肌痉挛。

在翻身之前,患者必须练习双手在他头上方举起和放下,肘部充分伸展。治疗师必须注意,两只手的手掌有相同程度的旋后(见图 6.7a)。然后,双臂水平向前伸展,他应该练习屈曲肘部,并将双手紧扣放在胸前(见图 6.7b)。患侧手臂的肘部应该向前,以便手腕伸展。然后,他再次向上和向前移动他的手臂。从这个位置,让他双手交叉带着双臂,首先旋转到一侧,然后到另一侧(见图 6.7c)。如果有必要,治疗师可帮助他将骨盆和下肢移到侧卧位。当患侧卧位时,他的肩部应尽量向前,以抵消肩胛的回缩。手臂此时处于外旋,前臂旋后,肘部伸展的状态(见图 6.8a)。这是一种“反射性抑制模式”,可以抵消屈肌痉挛和旋前,有助于在不回缩肩部的情况下,练习肘关节单独地屈曲,如将手放到嘴边,然后再伸展肘部的交替运动(见图 6.8b)。患者可以感觉到他的手在触摸他的嘴,他也喜欢微笑并经常吸吮他的

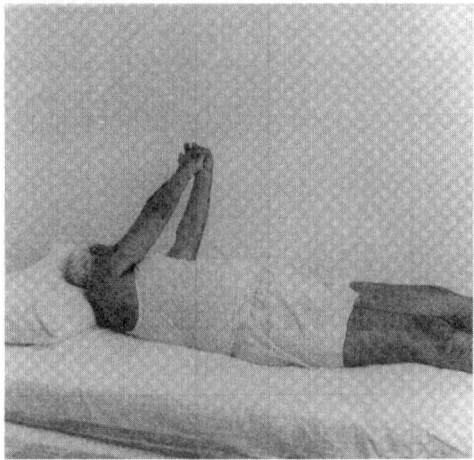

图 6.7a 患者双手紧扣。然后举起双臂

注意:肩胛带向前和向上移动。

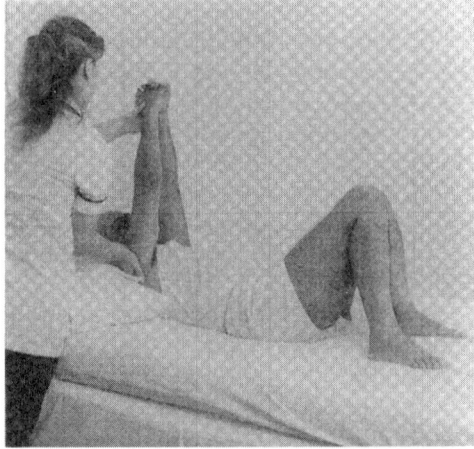

图 6.7b 然后移动患者的手臂,双手紧扣放在胸前

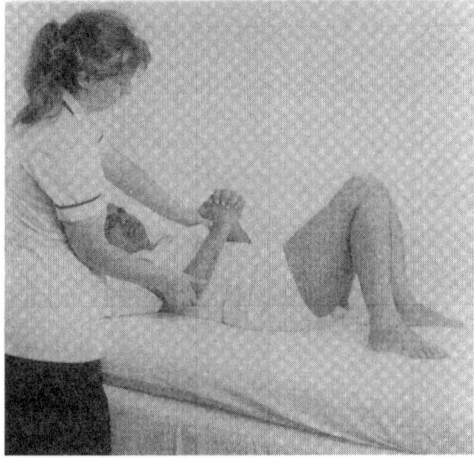

图 6.7c 患者双手紧扣,转向健侧,保持肩膀向前

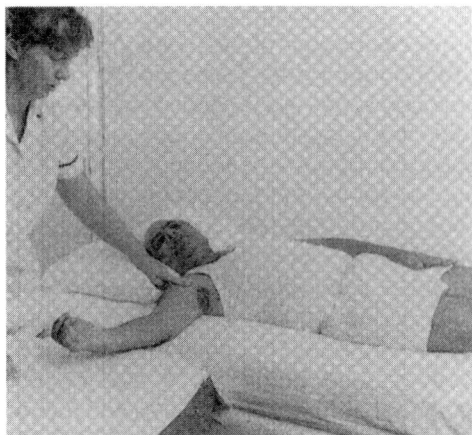

图 6.8a　水平外展时手臂外旋
注意:肩部向前。

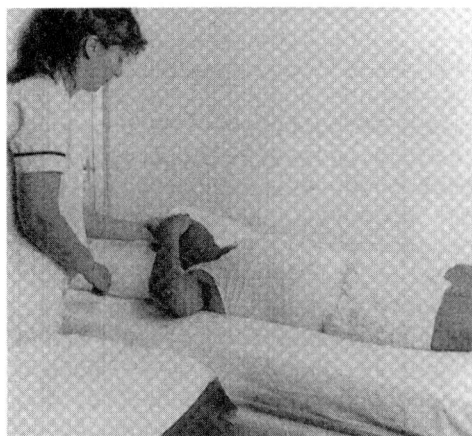

图 6.8b　肘关节交替屈伸和前臂旋后。交替做手触摸脸的动作

手指。他似乎更容易通过嘴巴识别和接受自己的手,而不是仅仅看着自己的手。手和嘴在儿童的正常发育中是密切相关的,婴儿首先是通过嘴来学习运用他的手,这似乎也是偏瘫患者的情况。

让患者坐起和站起的准备性治疗

按照治疗顺序,应该让患者做好从仰卧到侧卧再坐起来,然后再到站起来的准备。尽管在描述各种治疗方法时,在骨盆和下肢控制与肩带和手臂控制之间必须做一个划分,但治疗师必须时刻牢记,即使特别强调下肢或手臂的控制,也要治疗整个患侧。控制手臂的治疗意味着在肩胛带以及与之相连的头部、脊柱和骨盆的所有肌肉的操作,也就是在躯干上的治疗。控制下肢意味着控制骨盆，以及与骨盆连接的脊柱和肩胛带的操作，仍然还是在躯干上的治疗。手臂的运动应该从肩胛带开始，下肢的运动应该从骨盆开始；下肢的痉挛会影响手臂，手臂的痉挛也会影响到下肢。

基于下肢控制的治疗。遗憾的是，患者尚处于仰卧或坐位时，往往在没有任何下肢控制的情况下就被迫锻炼步行。许多患者在卧位时就被教导用健侧下肢移动和抬起患侧下肢。在大多数情况下，这是不必要的，因为这样不仅剥夺了患侧下肢每天的运动机会，而且也产生或增加了伸肌和内收肌痉挛以及踝关节旋后的异常。此外，这种在治疗中为获得主动屈曲而进行的锻炼也不会转移到日常功能中去，因为患者会发现用健侧下肢被动地抬起患侧下肢比较容易，于是他会习惯并继续这样做，即使到后来，他能够主动抬起他的患侧下肢时也会这样做。

下肢的屈曲和抬升。在针对下肢控制的所有治疗过程中，应非常小心地避免手臂屈曲和肩膀回缩的联合反应。这可以在仰卧位时进行，让患者保持双手紧扣并举过头顶。如果这对他来说过于困难，例如，如果有肩部疼痛，他的手臂可以在他的体侧伸出。如果由于患者的努力而出现屈曲，治疗师应抬起他的手臂，抑制屈肌痉挛，然后再次伸直放下。

下肢在髋部和膝部的屈曲是困难的，更重要的是，膝关节屈曲、髋关节伸展是困难的，但这是防止划圈步行所必需的，因为任何活动都会导致下肢过度和不受控制的伸展。当试图屈曲和抬起下肢时，会发生共同收缩，即同时收缩伸肌群和屈肌群。伸肌的收缩可能很强烈，以至于患者在试图屈曲下肢之前先伸展下肢。然后，使该下肢变得沉重，往下坠压并抵抗屈曲。因此在治疗中，重要的是首先获得在无伸肌痉挛情况下有控制的伸展，这样患者就可以轻松地进行无阻力的屈曲。这是按照下列方式进行的：

　　治疗师屈曲患者的下肢，但避免其落入外展，因为这是整体异常屈肌模式的一部分。足被保持在背屈和旋前状态。治疗师等待直到所有阻力消退,然后慢慢地、分阶段地伸展下肢,要求患者不让下肢掉下来或推到她的手。在这个动作的任何阶段,她若感觉到下肢的全部重量,甚至是最轻微的推她的手时,应立即停止这个动作,并要求患者稍微屈曲下肢,直到他能把持住并再次控制住它。

这样,他学到的是反向运动,使用屈曲对抗伸展,并主动抑制伸肌痉挛。渐渐地,他应该能够学会控制整个伸展的范围,并在任何阶段逆转动作。唯一的支持是在足底;不应触及足趾腹,因为这会引起伸肌痉挛(见图 6.9a,b)。在完全伸展的过程中,足应该保持靠近支撑面,这样的运动就像步行一样。不应进行直腿抬高锻炼,因为直腿抬高没有任何功能意义,而且在膝关节和踝关节处会引起伸肌痉挛。当患者能在一定屈曲程度上控制他的下肢,足跟能牢牢地支撑时,就可以练习踝关节的主动背屈。治疗师通过向后和向下对足踝施加一些压力,使足部背曲,同时用另一只手抬起足部,使足趾背屈。为了保持足外翻,足外侧缘应尽可能比内侧缘高(见图 6.9c)。当阻力在完全背

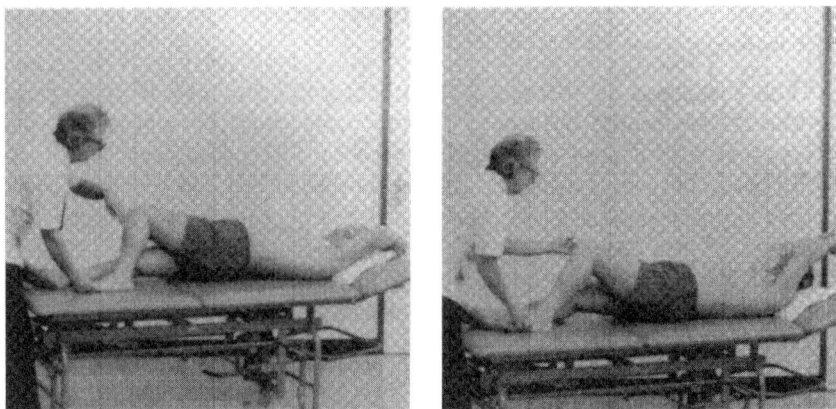

图 6.9a,b 仰卧位时,下肢以不同程度的屈曲内收放置

注意:患者应控制在中间位,不可以推向伸展。

屈中消退时,应要求患者保持住上抬的足,当治疗师试图降低足趾时,让他不要将足趾压下。如果他能控制这一点,他就能在辅助下做下一个背屈动作。踝关节背屈外翻可以通过足趾的背屈来加强。这可以通过感觉刺激,方法是沿着足趾跖面(不包括大足趾)快速划擦运动来进行(见图6.9d)。

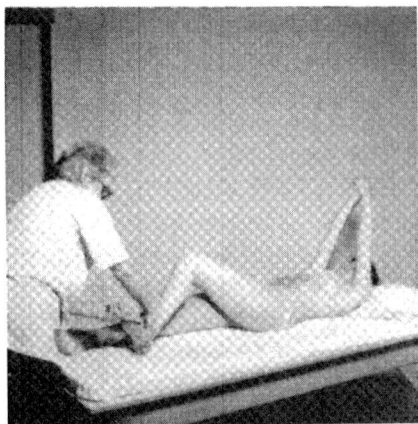

图6.9c 踝关节和足趾主动背屈训练
注意:足外侧缘抬高,向踝关节后施加压力。

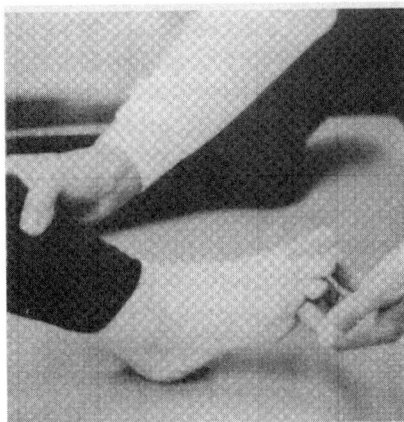

图6.9d 刺激足趾跖面以获得背屈

基于伸展负重的准备性治疗。现在应该练习在负重前没有伸肌痉挛情况下的伸展。治疗师将患者背屈和外翻的足置于自己身上,并保持这个姿势,患者执行膝关节交替屈曲和伸展的小的分离动作。她的手放在他的膝关节下方,让他的膝部抵着她的手向下移动,她可以给一些阻力。这将产生连续的股四头肌收缩与轻微屈曲的交替运动,并将为稍后负重时无膝关节过度伸展进行准备(见图6.10)。

当患者在伸展阶段能够控制他的下肢时,治疗师应用上述的方法支持他的足,帮助他屈曲下肢,将足移动向下放到床或基座上的一侧,这样他就可以伸直他的髋部,使膝关节处于屈曲状态。从这个姿势,他应该再次抬起下肢,并把他的足放在支撑面上。如果患者能够自己做到这一点,他就不再需要用健侧下肢移动患侧下肢来坐起来。

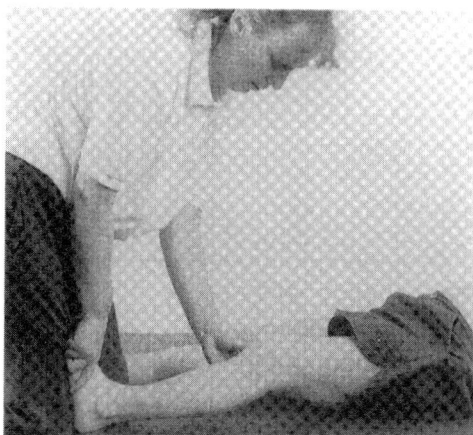

图 6.10　膝关节伸展伴踝关节背屈

防止划圈步行的准备

下面的治疗方法对于防止划圈步行的准备是有用的。

使患者的下肢在床或基座的一侧向下,髋部伸展,治疗师帮助患者的足背屈,并帮助他在不屈曲髋部的情况下尽可能地屈曲膝关节。这应与伸展交替进行,但要注意只使膝关节适当伸展,避免引起伸肌痉挛。如果发生伸肌痉挛,患者将不能再次屈曲膝关节。伸展范围应逐渐增大,但前提是患者能反向运动。当膝关节屈曲时,足底沿地面滑动往往会有帮助,但应保持背屈和外翻(见图 6.11a,b)。

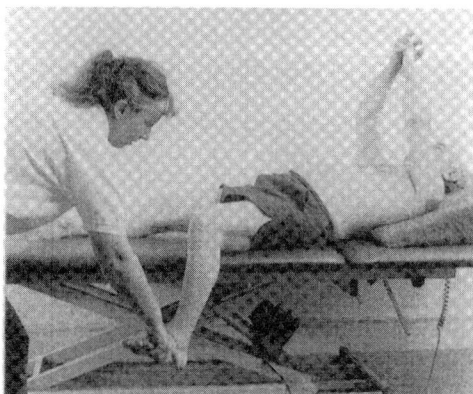

图 6.11a　将足向下放置时,屈曲膝关节同时伸展髋关节

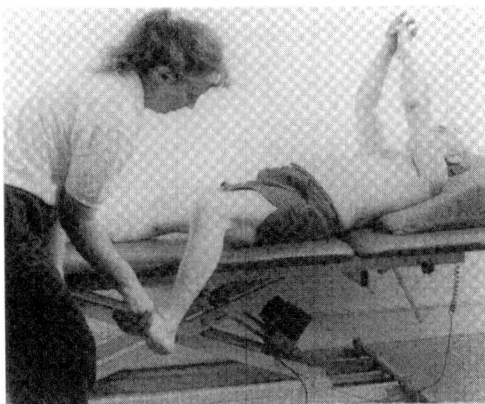

图 6.11b 现在髋关节伸展,膝
关节对抗屈曲

　　将患者的足放在床或基座上,膝关节屈曲,健侧下肢伸展,帮助患者内收下肢,并将患侧骨盆旋转前伸。当下肢被屈曲时,内收可能会受到抵抗,这时治疗师需要延长整个患侧,即躯干侧屈肌和下肢外展肌。患侧骨盆向前旋转和抬高,将获得髋关节伸展,膝关节屈曲的模式,这是步行时必要的模式。然后,在足处于背屈和外翻位置的情况下,患者可以使用它来帮助将骨盆向前推向健侧,并伸展髋关节(见图 6.12a)。随着骨盆向前旋转,患侧下肢可以越过健侧下肢,用足的内侧缘触碰墙壁(见图 6.12b)。用足在墙壁上下移动,以此可以练习膝关节单独的屈曲和伸展。通常,患者可以背屈足趾,特别是当治疗师已经激活它们以对抗通常的跖屈时。

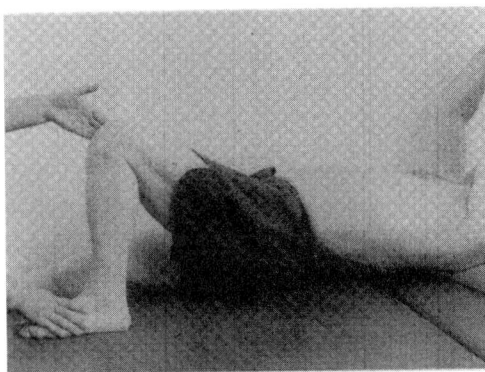

图 6.12a 髋关节伸展,膝关节
屈曲。让患者用足
推,使骨盆向前旋转

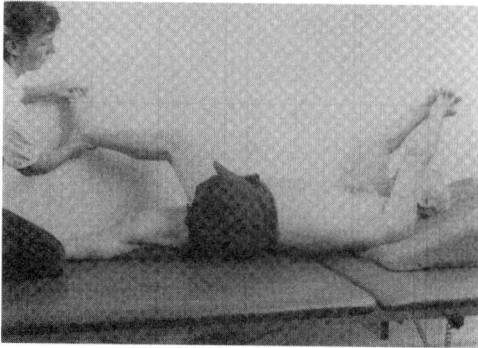

图 6.12b　　足靠墙，下肢上下移
动，使膝关节选择性
屈曲和伸展

仰卧位髋关节内收和外展控制

许多患者缺乏髋关节内收和外展的控制，但仍被期望能够行走。为了获得控制，让患者仰卧，双下肢屈曲，双足平放在支撑面上。患侧足与健侧足保持平行和接近，但是，首先应防止向前滑动进入伸展状态。患者应控制住并保持健侧膝关节在正中位置稳定，当被要求患侧下肢交替做小幅度的内收和外展动作时，健侧膝关节需保持不运动。他应该学会在被要求的时间和位点准确地停止和控制这些动作的过程。一开始，他可能会超出预期的位置，或无法逆转运动，尤其是当下肢向外倾斜跌落时；当他获得了对这些动作的控制时，要求他保持患侧下肢在中线稳定，然后内收和外展健侧下肢。在移动健侧下肢的时候，独立地控制住患侧下肢，对于以后的步行是非常重要的，否则当用健侧下肢迈步的时候，就无法在髋部控制和固定患侧下肢。

在接下来练习骨盆抬离支撑面时可以用同样的操作。如果这是可行的，并且可以做得比较好的情况下，患者接下来就可以抬起一只足离开床面或基座，只用另一只足支撑自己，但当他抬起健侧下肢时，他的盆骨应该是水平的，不能在患侧落下。

从仰卧位和侧卧位坐起

从仰卧和侧卧坐起可以参照"护士和治疗师对姿势设置和运动设计"。

坐位的躯干平衡

坐着时,患者趋向于向患侧跌落。由于他害怕这样,因此不会把重量压在患侧的臀部。屈肌痉挛将他的头部和颈部与躯干侧屈肌一起拉向患侧。这种屈肌模式加强了他的手臂屈曲和肩胛带向下的压力,并阻止手臂伸展及在患侧的支撑。在没有手臂支撑的坐和站的情况下,当身体的一侧承受体重的时候,为保持平衡,正常人的头会向对侧移动。令人惊讶的是,偏瘫患者健侧不能抵消患侧的拉力或向患侧跌落的力,这可能是由于朝向患侧的痉挛性肌肉的牵拉,也可能是由于感觉丧失,剥夺了健侧了解患侧发生的信息。无论出于何种原因,患者在使用患侧进行负重和平衡时都不会感到足够安全,除非他能够通过头部向健侧倾斜使其垂直来控制躯干。为此,他需要延展躯干和颈部的侧屈肌,并使患侧的肩带升高。这应该尽快结合在他用前臂支持,然后再伸展手臂以支撑体重的训练之中。

在治疗中,患者坐在床上或基座上时,治疗师在患侧,从腋下支撑抬起他的肩带,握持住使他的手臂保持外展外旋,并使肘部伸展。如果可能的话,手腕和手指也伸直。患者不应该用健侧手支撑自己,而应该放在膝盖上,或者最好是将其举起来。然后他应该向治疗师倾斜,并将自己再次挺直到中间位置。开始时他应该将头侧屈向健侧,而不仅仅是转动他的头。当移动到患侧时,他不应该向后倾斜。治疗师保持他的肩胛带升高。接下来,将患者的手放在离身体一定距离的支撑物上,治疗师一只手牢固地向下压,把握住患者的手,同时用另一只手抬起患侧的肩带,然后要求患者将躯干移向治疗师,以便他能充分将体重置于患侧髋部(见图 6.13a)。接着,让患者双手紧握并帮助他用前臂负重,或用健侧手或治疗师将他的患侧手平放在支撑面上。如果他感到恐惧,倾向于瘫倒在手臂上,治疗师可以帮助使他的肩带保持升高,如果可能,她应保持患者的头部向健侧侧向屈曲,以防止他的头向下或掉落到患侧(见图 6.13b)。在患者坐着时,骨盆向前倾而

不害怕跌倒是很困难的。练习这个动作对平衡和站立都很重要。治
疗师应站在患者面前,用她的肘部将患者患侧伸出的手臂固定在她的
腰上,让他用他健侧手臂搂住她,然后,要求并帮助患者骨盆向前倾斜
(见图6.14a)。要注意让他的背部伸展并不要低头往下看。从这个位
置,帮助他站起来,如之前在"患者的姿势定位和移动"中所描述的(见
图6.14b,c,d)。

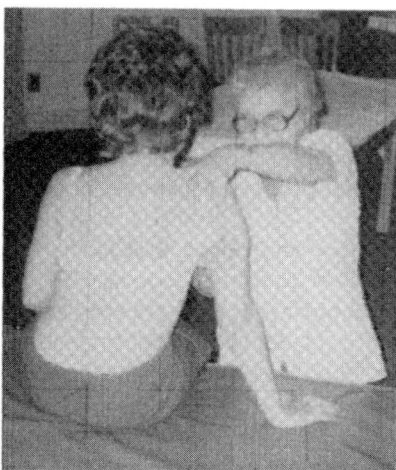

图6.13a　用伸展的手臂支撑体重量转
移到患侧

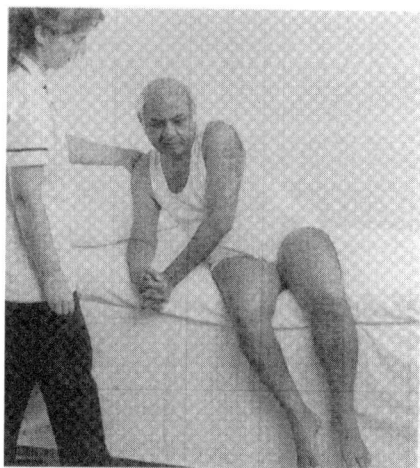

图6.13b　前臂支撑患侧负重坐着

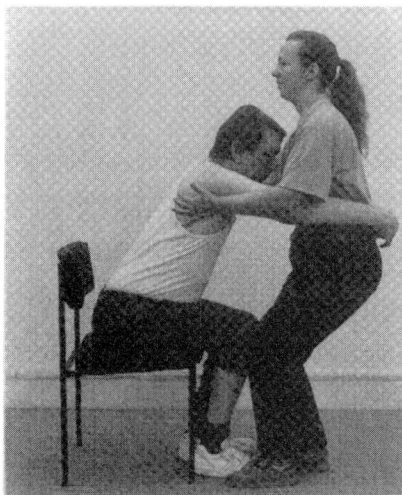

(a)

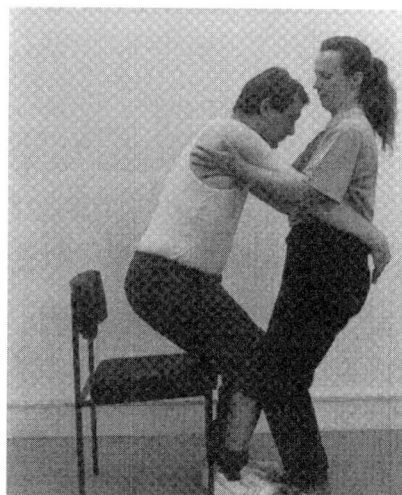

(b)

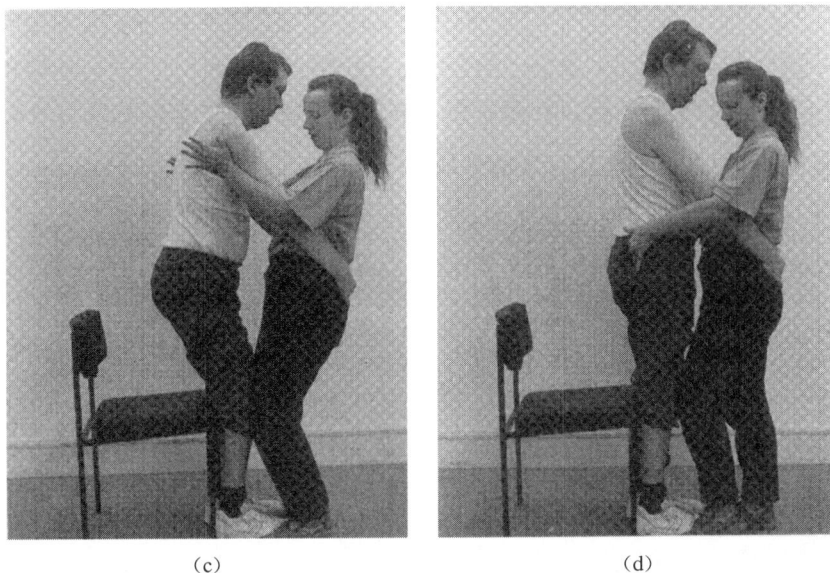

图 6.14 患者站起(见文字描述)

注意:(a)患者先在屈曲的髋部和膝部上取得负重。(b)然后治疗师帮助他伸展髋部并将其向前。(c)治疗师的膝部抵着患者的膝部。(d)患者站起来。

坐姿伸展手臂支撑

伸展手臂的支撑和负重练习很重要,原因有两个:

(1)伸展、外旋、外展和旋后,抵消了屈肌痉挛,因为屈肌痉挛与内旋、旋前和肩关节回缩有关。在伸展的手臂上负重激活了伸肌的一个非常重要的功能模式。

(2)伸展手臂的负重是获得平衡过程的一部分,能让患者感到足够安全,因为可以在患侧承受重量,而不用担心摔倒。

负重可以用以下方法练习:患者的手放在离身体一定距离的支撑物上,由治疗师在腋下抬高他的肩带并支持,让他将躯干向他的支撑臂上移动,并将他的大部分体重转移到患侧髋部。这就延长了该侧躯干的侧屈肌,并使肩部向上垂直拉过他的手。他可能不需要腋下的支撑,治疗师可以支持他的肘部充分伸展。为了避免内旋,让他的手指向侧面,或者甚至斜向后面,而不是向前,并且伸直手指平放在支撑面上。

当患者的肘部可以在没有帮助的情况下保持伸展时,可以给他的肩膀一些向下的压力,以增加伸肌的活性和稳定性。然后要求患者进行肘部选择性的小范围运动,即肘部微屈与充分伸展交替进行(见图6.15a,b)。

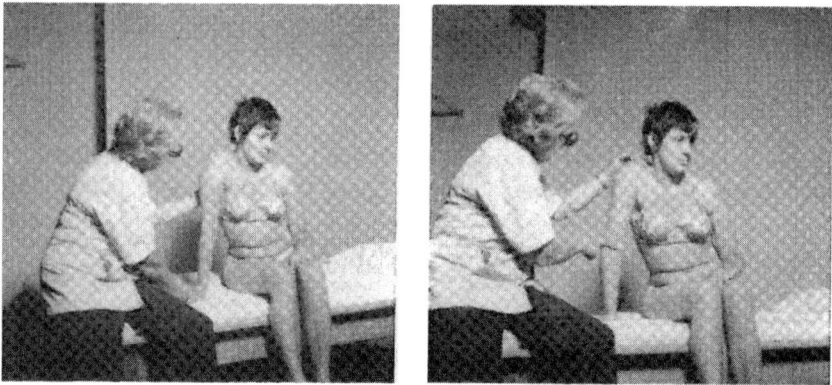

图6.15a,b 用患侧手臂支撑坐着,肩部抬高,进行肘部小幅度的分离运动。她还可以向前、向后和侧面移动她的躯干

如果屈肌痉挛非常强烈,患者的手臂不能在体侧伸展,可以通过将手臂向后伸展并充分外旋来抑制屈肌痉挛。治疗师现在可以在患者身后,支撑患者的手和伸展的手腕。为了保持肩膀水平,防止健侧向前移动减少运动动作的效果,可以同时以同样的方式握住健侧手,使双臂向后伸展。治疗师也可要求患者将他健侧手向后放置在支撑面上。当将双臂向后移动时,她可以将患者双臂从支撑物上移开,同时让患者的骨盆缓慢向前移动。这样患者就可以比较好地伸展脊柱和手臂。轻柔的交替推拉将能刺激主动伸展(见图6.16a,b)。

接着,将患侧的手放在体侧的支撑而上,如上所述,将伸出的手臂侧向向上抬起,继续轻轻地拉推。患者保持手臂伸展,开始时,肘部可能需要一些支撑。

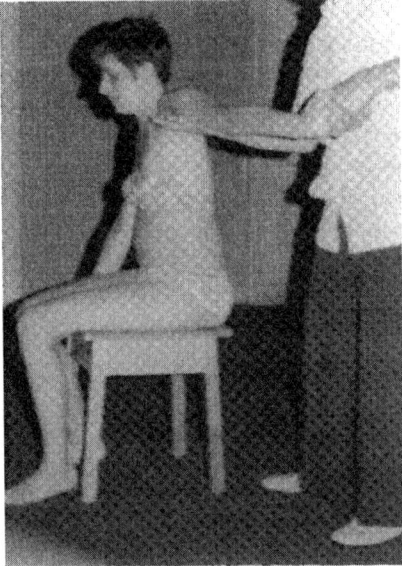

图 6.16a 抑制患侧手臂屈肌痉挛
注意：提升肩带以抵消向下的压力。患者运动躯干和肩带，治疗师抑制屈肌痉挛

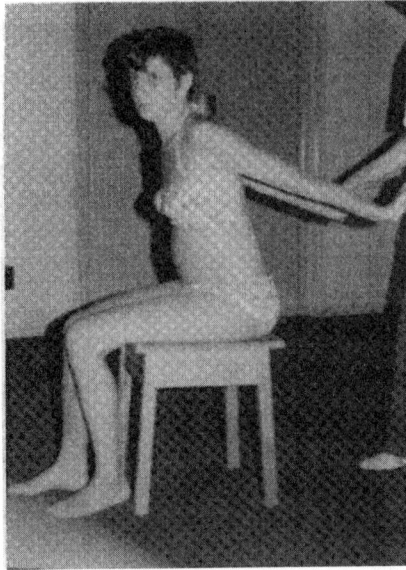

图 6.16b 温和的推拉，刺激手臂主动伸展

通过肩部训练手臂控制

患者在仰卧比坐位更容易控制肩带和手臂，因为在坐位时髋关节屈曲，倾向于增加屈肌痉挛。

在手臂伸展和抬举的所有治疗中，患者的下肢应处于一定的屈曲状态、足外翻，并且足底在支撑面上。下肢应该内收，骨盆向前旋转向健侧，以防止屈曲的下肢外展和骨盆向后撤。为了避免伸肌痉挛联合反应的发生，保持下肢屈曲是必要的，特别是当患者努力抬起或举起手臂时。

肩胛带的活动

肩胛带的活动不仅对获得手臂在肩部的运动很重要，而且还对预防肩部疼痛也很重要。在所有的病例中，即使是在手臂弛缓的情况下，我们也会发现躯干侧屈肌的痉挛、肩部的凝滞和后撤以及肩胛固定等屈肌的连带。当手臂抬举时，菱形肌、斜方肌和背阔肌的痉挛会阻止肩胛下角向外和向上转动。如果肩胛不能自由移动,被动地将手臂抬到水平上方,特别是在肩关节内旋时,会将肱骨推到肩峰上,同时冈上肌和关节囊亦压在肩峰上,从而造成疼痛。

　　活动肩胛带最好是在仰卧时做,但也可以在健侧卧位进行。目的是使手臂的无痛抬高成为可能。患侧的手臂由治疗师支撑,肘部伸展并外旋。她用双手向上、向前和向下运动他的肩胛带,但避免向后移动,因为这会加强肩胛骨的后撤。患者的头部应向健侧侧屈。如果肩部回缩抵抗非常强烈,可以侧躺在健侧进行,这样,肩带就比较容易向前(见图 6.17a,b,c,d)。

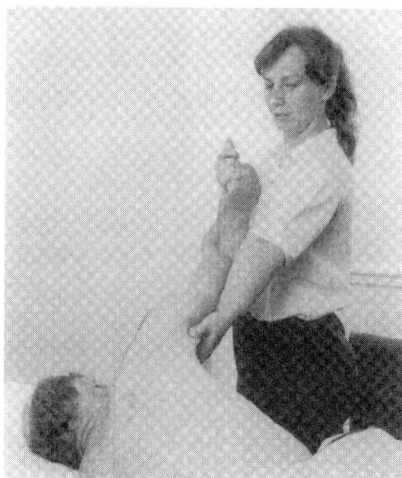

图 6.17a　患者侧卧,活动肩胛带
注意:肩部和肩胛骨向上和向前移动。

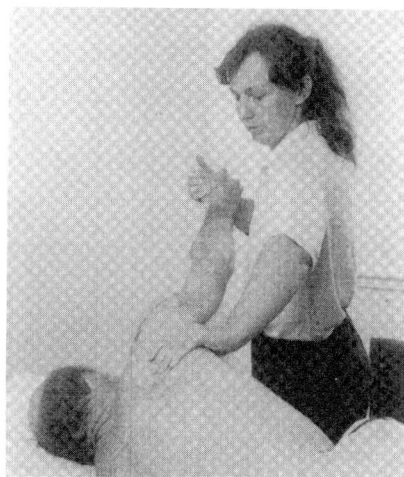

图 6.17b　这是在手臂外旋转时进行的

　　另一种活动肩胛带的方法是将患者的手臂伸过头顶,让手牢固地保持在这个位置,且手臂外旋。然后要求他翻身侧躺,即他运动身体来对抗手臂。当他侧躺时,他可能需要帮助来移动他的肩部向前。用躯干对抗肢体比用拉拽手臂对抗躯干更有效地减少痉挛。整个患侧会被最大限度地延长。通过使用旋转的方式,患者会主动抵消屈肌痉挛(见图 6.18a,b,c,d)。

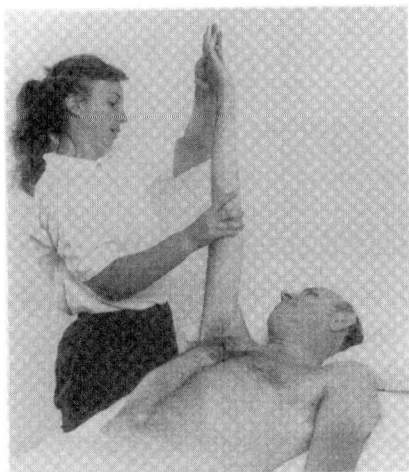

图 6.17c　患者仰卧位：手臂伸展和前臂
　　　　　旋后，向前和向上活化肩带

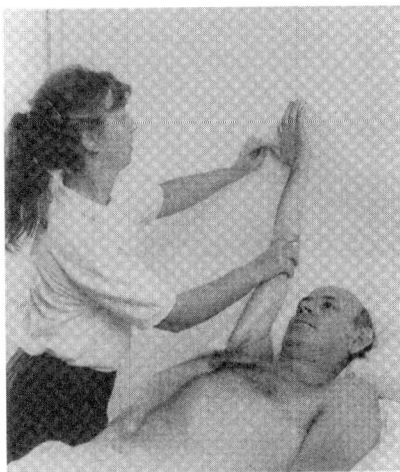

图 6.17d　然后抬起手臂，将手掌放在墙上
注意：拇指外展。

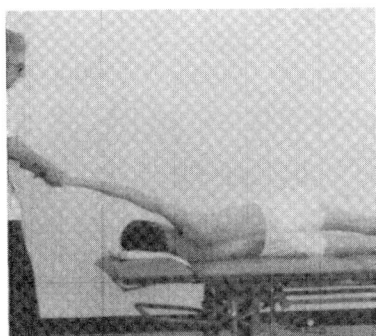

图 6.18a　肩拉伸让患者从骨盆开
　　　　　始活动

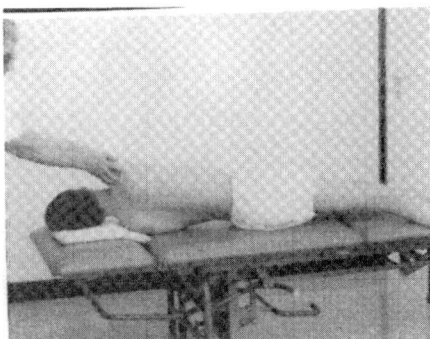

图 6.18b　治疗师此时通过活动患者的肩带和
　　　　　躯干并将其向前移动来帮助患者

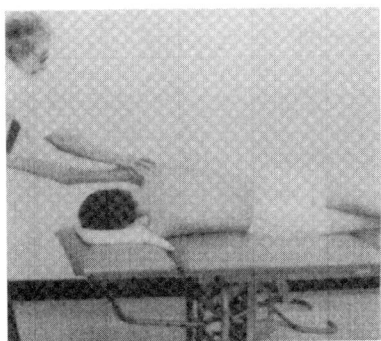

图 6.18c　注：随着旋转运动的进行，
　　　　　延伸整个患侧

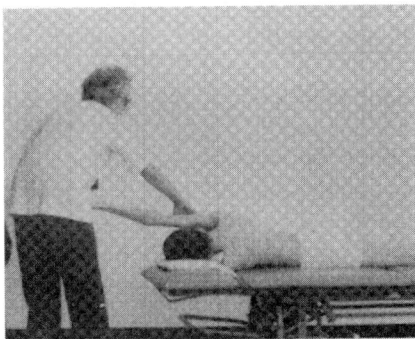

图 6.18d　几乎全范围运动
注意：始终保持患侧延伸。

　　当肩胛运动的阻力不再出现时,患者在仰卧位,治疗师逐渐抬起他伸展的手臂,可使用一些牵伸方法保持肩部向前。在第一次出现肩膀疼痛的迹象时,必须停止向上的动作,手臂再次轻微下降。当将患者肩胛向后和向下拉时,就会发生肩痛。然后让手臂再次缓慢向上移动,直到完全抬起并没有疼痛为止。屈肌协同的整体模式必须通过延长躯干的侧面、肩部向前和向上的运动、手臂的外旋、保持肘部和手腕伸展,如果可能的话,手指也需要伸展来抵消(见图 6.19a)。

　　一旦手臂充分抬高而没有任何阻力时,就应鼓励患者主动伸展肘部,同时手在伸展位仍然需要支持。要求他向上推,顶住治疗师的手。交替练习肘关节屈伸小范围动作,以获得肘关节的选择性运动(见图 6.19b)。当患者能够这样做时,治疗师松开他的手,患者试着在没有帮助的情况下保持手臂向上,然后在肩部处稍微移动,而不让手臂向侧方、向前方或向下掉落。所有让肩部向前的动作,如屈曲,对患者来说比肩部的内收和外展更难控制。他应该只在他能控制和逆转的动作范围内移动,如再次抬起他的手臂。之后,他应该学会在任何中间阶段停止手臂向下的运动,并从这些点再次抬起手臂。最后,他应该能够在肘部仍然伸展的情况下从身体一侧抬起手臂。此时,治疗师必须保持肩部向前以稳定肩带。

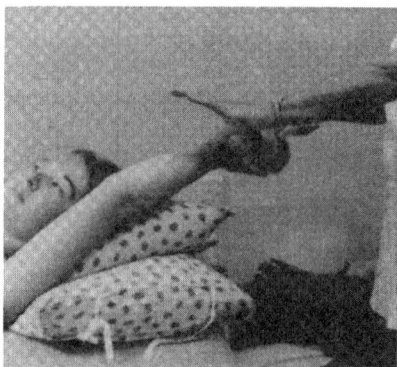

图 6.19a　在伸展和外旋位抬举手臂

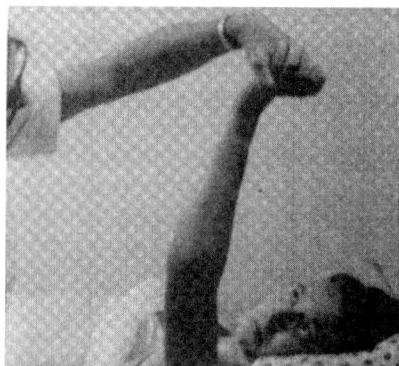

图 6.19b　患者间歇向上推压治疗师的手,肘部交替轻微地进行屈曲和伸展分离运动

痉挛阶段

　　痉挛的逐渐发展会发生在第一阶段,即以弛缓为主的阶段。因此,这两个阶段的治疗是重叠的,例如,一些仰卧位时进行的治疗继续,但需要向坐位和站立的治疗方向过渡。

　　当痉挛发展时,自然恢复的过程往往被阻滞。大多数遗留偏瘫的患者是在这个阶段来门诊治疗的。

　　痉挛通常发展缓慢且非线性的,上肢屈肌和下肢伸肌容易发生痉挛。在最初的 18 个月里,它通常随着患者的活动和努力的使用而增加。然而,有些患者很早也就是几天之内就出现了强烈的痉挛。随着痉挛的发展,针对某些被动运动的阻力会增加。受影响最大的肌肉群是肩胛带和手臂的降肌、肩胛的固定肌和回缩肌、躯干的侧屈肌、手臂的内收肌和内旋肌、肘关节和腕关节的屈肌和旋前肌,以及手指的屈肌和内收肌。在下肢,痉挛在髋部、膝部和足踝的伸肌以及足的旋后肌中最为明显。当踝关节跖屈时,足趾可能是背屈的,但当踝关节被动背屈时,足趾是跖屈并对背屈产生阻力的。这种痉挛的"转换"也可以在手部观察到。部分患者出现肘关节和腕关节屈肌强烈的痉挛,手指或多或少地伸展。然而,当被动地伸展肘关节和手关节时,手指会屈曲并抵抗伸展。

　　通过评定被动拉伸的阻力来测试单个肌肉或肌肉群的痉挛,而不考虑患者头部、躯干或近端关节的位置,会得出不同且具有误导性的结果。例如,在存在手臂屈肌痉挛的患者中,当手臂在患者身体的一侧时,对肘关节伸展的阻力会很强。然而,如果手臂被抬起到与肩同高并向前移动时,被动屈曲的阻力就会比较小。如果患者坐着,躯干向前或向下倾斜,手臂会在肘部僵硬地伸展并抵抗屈曲。如果被动抬高手臂,肘部伸展和屈曲将受到抵抗。这表明手臂在肩部抬起,当治疗师试图将患者的手放在他的脸上或头顶时,则会出现困难。当测试单独的肌肉时,这些例子显示了痉挛的程度和分布的可变性。而且,这种测试不会提供任何关于功能性使用的信息。因此,用患者不能执行的运动动作来检测痉挛是较好和更可靠的方法。例如,肘关节屈曲抬高手臂、前臂旋后肘关节伸展、伸展手腕和手指、手臂外展伸展肘关节、手腕和手指等等。这种测试方法提供了必要的信息,不仅仅能认识到对功能模式的抵抗,而且目的也在于对干扰它们的痉挛模式的抑制性治疗。

在弛缓期,痉挛是短暂的,但在痉挛阶段,高张力是持续性的。手臂和下肢保持一种固定的和相当典型的姿势,手臂和手屈曲、内旋和旋前、下肢伸展、足跖屈和内翻。

如果痉挛是中度的,患者可以屈曲他的下肢,但只能是外展和完全的屈曲模式。为了克服痉挛性伸肌的阻力,他必须相当地努力。当他伸展下肢时,他无法控制伸展或屈曲的各个阶段,他也不能在任何中间阶段停止运动。为了屈曲他的膝关节,他首先是膝部伸展抬起他的下肢,直到有足够的髋关节屈曲时,才会使膝关节屈曲成为可能。然而,直腿抬高对步行没有功能性用途,因此不应该练习。患者在屈曲下肢时不能将足停留在支撑面上,他应该从一开始就学会这样做。缺乏对下肢伸展的控制对步行有不利的影响,因为患者会下压他的下肢,或者在迈步时把下肢推下去。下肢特别是足踝通常是僵硬的,前足掌首先接触地面并对抗它。踝关节缺乏背屈,这使得体重向支撑侧下肢上转移困难或不可能,从而导致膝关节过伸。由于患侧下肢太僵硬,不能轻易地抬起迈出下一步。为了给较正常的行走做准备,首先在仰卧位要有控制的伸展,也就是抑制伸肌的痉挛。在下肢屈曲,踝关节旋前的情况下踝关节背屈是可以实现的,但在下肢伸展后则就不可能实现了。

在坐位时,患者健侧臀部比患侧臀部承受更多的体重,患侧手臂屈曲,患侧下肢如果在膝部屈曲,则呈现比健侧下肢明显的外展,但如果有强烈的伸肌痉挛,膝部则在一定程度上伸展、内收;躯干侧屈,患侧肩部保持低于健侧肩部。站起时,患足在健足的前面,所有的体重几乎都压在健侧下肢上,用健侧手臂向上推自己。患者在这个阶段通常可以站立,但他所有的体重几乎都是由健侧下肢支撑的。他不能站在一个窄的底座上,他会以一种异常的方式学习步行。他可以使患侧下肢伸直并外旋,通过提起和拉动患侧骨盆使其向前摆动。他环绕伸展的下肢,将足内翻向下,试图使足后跟着地。在少数情况下,若下肢不那么僵硬,患者将学会将躯干向后倾斜,并将骨盆和下肢向前推,以便迈出一步。在其他情况下,患者在进行较少的环切时,可能会在一定程度上屈曲髋关节和膝关节,但如果足跖屈内翻,他可能无法将他的足跟着地,他的踝关节容易翻转。如果痉挛轻微,则在足趾触地后再将足后跟向下放置。小腿肌肉的痉挛性阻力使负重时充分的踝背屈和髋部的体重转移不可能实现。因此,患者用髋关节屈曲让躯干向前倾斜,以便将身体重心转移到站立的下肢上。这将导致他膝关节的过度伸展。

在步行中,因为过度用力来抬起他那僵硬伸展的下肢,就增加了他手臂屈肌的痉挛。这是因为联合反应在痉挛的这一阶段是强烈的。患者用他的患侧下肢作为一个刚性的"支柱"(共同收缩)来支撑站立和行走,因为如果没有伸肌痉挛和共同收缩,他的下肢就将会瘫倒。在少数病例中,可能存在屈肌痉挛的因素,使患者在向前移动迈步后很难将足放到地面上。这些异常运动模式的持续使用会增加手臂的屈肌痉挛和下肢的伸肌痉挛。

手臂的运动被限制在一种模式中。当试图抬起手臂时,患者使用整个患侧,通常只是抬起他的肩胛带,使手臂在肩关节处有一些外展,肘部仍然是屈曲的,或者比他试图抬起手臂之前屈曲得更厉害。他不能将伸展的手臂向前或侧向向上抬起,不能使前臂旋后或者运动手腕和手指。少数患者手臂屈曲外旋,肩带强烈后撤。肘关节的单独运动是不可能的。

手臂在肩关节处的半脱位是许多偏瘫患者直立活动时的一个问

题,即在坐、站和行走时,尤其是那些表现出任何程度弛缓无力的患者,例如三角肌和冈上肌弱化的患者,容易引起肩关节半脱位。然而,在以弛缓为主的手臂上总会有一些痉挛的迹象,比如手腕和手指有屈曲的倾向,颈部侧屈肌和肩胛周围的肌肉有痉挛的倾向。肩胛带后撤,抗拒向前移动,肩胛下角固定,抬起手臂时不能侧向和向上移动,因此肩峰不能向上翻转以保持肱骨头在关节窝的位置。不仅是重力将手臂向下拉出盂肱关节窝,而且还有肱骨下压肌的痉挛,如肩胛下肌、冈下肌和小圆肌的痉挛。内收肌和内旋肌,即胸大肌和背阔肌,以及躯干侧屈肌,亦增强了肩胛带的屈曲和下压模式。

只要肩胛骨是可活动的,并且向前和向上移动没有阻力,被动抬高患者的手臂时,半脱位就不会产生肩痛。然而,由于菱形肌和斜方肌的痉挛和固定使旋转和外展肩胛时将受到阻碍,肩胛盂窝仍然向下翻转而不是向上,当关节囊和冈上肌挤压对抗肩峰时,被动地将手臂抬到水平面以上时就会产生疼痛,当手臂内旋,肩部后撤时尤其如此。巴斯马杰(Basmajian,1962)描述了肩关节半脱位的原因,并详细提到了肩胛骨旋转的重要性。他说:

"在肩关节,我们发现抵抗向下脱位的主要肌肉活动发生在冈上肌(以及轻微程度上发生在三角肌后部水平移动的纤维)。三角肌、肱二头肌和肱三头肌的大部分,无论它们的垂直方向如何,都没有任何活动。令人惊讶的是,即使手臂上悬挂着重物,这也是这样的。冈上肌的功能显然与一种以前未描述的依赖于肩胛盂倾斜的锁定机制有关。当手臂向下垂直时,肌肉的水平拉力,以及关节囊上部的极度紧绷,可以防止肱骨头向下半脱位。"

佩戴吊带是为了机械性地向上推动肱骨,从而防止半脱位。然而,由于手臂在悬吊中是处于屈曲、内收、内旋和旋前的屈肌痉挛状态的,这是半脱位的主要原因,但却得到了加强。此外,应该能使手臂抬高,抵消屈肌痉挛状态的肌肉,如前锯肌、三角肌、冈上肌和肘伸肌却缺乏激活,并成为废用的肌肉。无法避免的是,能导致屈肌痉挛状态的协同作用的肌肉,即胸肌,由于手臂和肩胛的内旋和内收以及前臂的屈曲而得到了加强。并且手在吊带中的卷曲导致的水肿可能成了一个额外的问题。

早期阶段,在患者能够使用主动伸展和在重力下举起手臂之前,可以对肩胛带进行临时支撑,以防止关节囊上部和冈上肌的长期拉伸。当患者直立时需要这个支撑物支持,直到他可以用冈上肌和三角肌将肱骨头固定在肩关节窝内。这种支撑应包括一个"袖口"状装置,应用于上臂和一个8字绷带固定。目前,我们是在腋窝下使用了一个小而柔软的泡沫橡胶垫,它可以轻微外展手臂,而且也会使肱骨头向外侧移位(见图6.20a,b,c,d)。

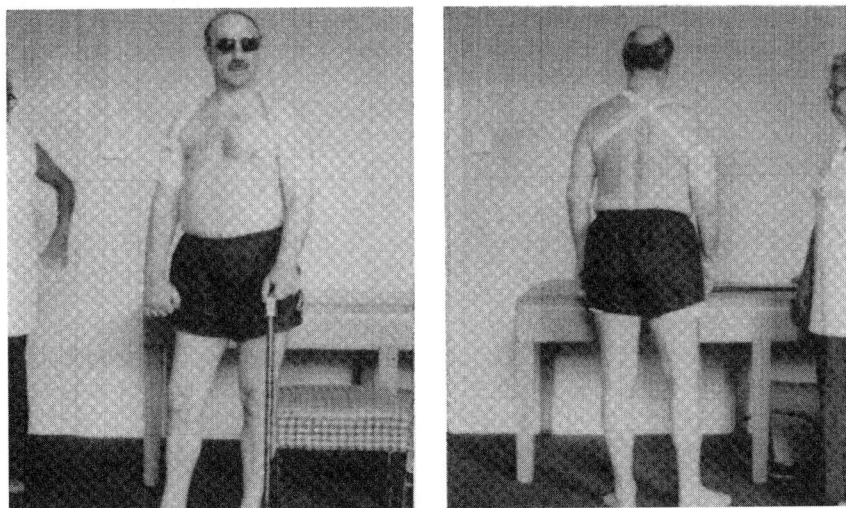

图6.20a,b 预防肩关节半脱位的方法。"袖口"支撑手臂,将肱骨头抬高,用8字形绷带固定在躯干上

这种对上臂的支撑可以使上臂保持活动,使肘部可以自由伸展。如果有必要防止手臂垂下来,患者可以把他的手放进上衣体侧的口袋里。然而,只有少数弛缓并有手指持续屈曲障碍的患者适合和有必要

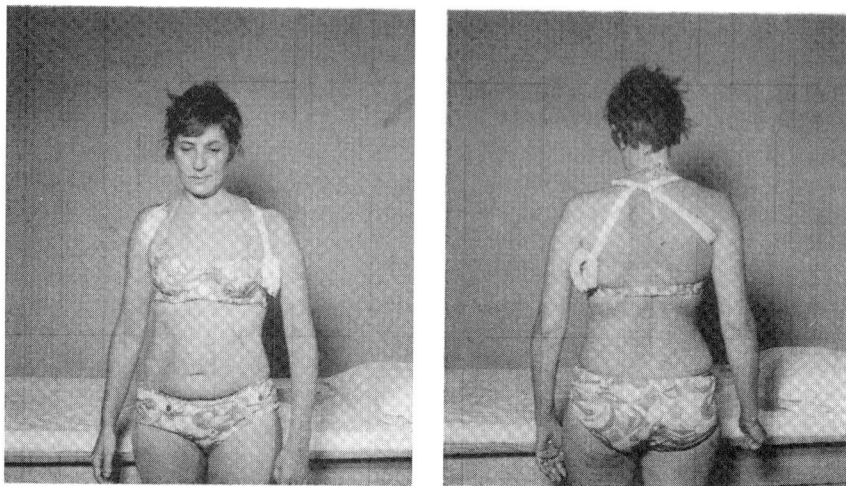

图6.20c,d 替代方法是用同样的方式在腋窝中放置一个小的泡沫橡胶支架

这样做。为了获得手腕和手指的伸展，可以使用泡沫橡胶制成的"手指扩张器"，它可以外展手指和拇指。外展不仅可易化手指的伸展，而且还可以减少整个手臂的屈肌痉挛。患者会觉得这样很舒服，睡觉时也可以使用这种"手指扩张器"。它比使用夹板有更好的效果，还有可能减少水肿（见图6.21）。

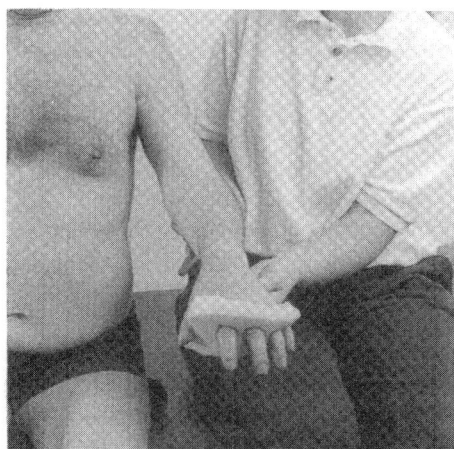

图6.21 泡沫橡胶"手指扩张器"以获得手指和拇指的伸展和外展。这应该在治疗期间佩戴，以支持治疗

当患者不需要用健侧手做任何事情时，他应该双手交叉紧扣抱着

手指坐着,而不是用健侧的手来"看护"患侧手。紧扣双手的效果与
"手指扩张器"一样——通过手指和拇指外展来伸展,能减少屈肌痉
挛,并具有保持前臂旋后的额外优势。再就是患者能看到他的双臂和
双手都在他的前面,能够得到双侧性的感觉。患侧手会看起来或者摸
起来比较像健侧手,因此,作为身体感知的一部分,会更容易被接受。
如果可能的话,患者应坐在桌子前面,如果坐在轮椅上,应在他面前放
一个托盘,以支撑他的上臂并向前抬起。

痉挛期的治疗

　　这一阶段的治疗是第一阶段治疗的进展。虽然现在大部分的治
疗都是坐着和站着进行的,但第一阶段的一些前期活动应该继续进
行。然而,在第一阶段,整个手臂的伸展、外展、外旋和抬高以及下
肢的所有关节的屈曲都是治疗的目标,现在则需要打破这些整体的
模式,获得比较好的运动适应性,以易化功能使用和选择性技能
运动。

　　对于脑卒中患者来说,最重要的是要在脑卒中后尽快站立起
来,以使患侧在坐或站立时负重增加(这取决于医生的许可)。对于
已经走得很糟糕的偏瘫患者,特别是那些长期在没有三足架或拐杖
就不能行走的患者,治疗师必须选择是努力维持站立和行走的平衡
更重要,还是努力改善手臂和手的使用更重要。然而,必须认识并
牢记,不能分开手臂或下肢的活动,即使治疗的重点暂时放在其中
一个方面或另一个方面上,也应保持整体。我们总是要记住,缺乏
平衡和步行时移动患侧肢体的困难会增加手臂和手的屈肌痉挛,而
且这种努力和异常的步行会阻止患侧手臂的任何潜能的使用。另
一方面,躯干和手臂痉挛的减少也会使下肢伸肌痉挛减少,使下肢
在站立和行走时能比较容易、比较正常地运动。因此,无论在治疗
中强调什么功能,对于患侧,无论是躯干、手臂还是下肢,都必须作
为一个整体来进行治疗。

坐和站的治疗

到了这个阶段，患者的躯干已得到控制，不会再倾向于向患侧跌倒了。然而，他不能将他的体重充分地放在患侧髋部，因为他在该侧没有足够的平衡。在家里，他喜欢坐在舒适的安乐椅上，或者坐在轮椅上，这样可以向后靠。这没有给他任何机会来练习他所需要的平衡反应。在这种半躺的姿势中，他的髋部和下肢是半伸展的，他的膝部太僵硬而不能屈曲，这意味着他不能把他的足跟向后拉到椅子下面站起来。因此，他应该尽快学会安全地坐在家里的普通椅子上，或者在治疗中，坐在没有靠背的凳子上。他的患侧足不应在健侧足的前面，两髋的负重应相等。最好是，或至少是在治疗中，患侧足的负重应更多一些。当他的下肢在髋部和膝部能比较好地屈曲时，相对于健侧，患侧下肢往往会向外展——它实际上是向外掉落的。这样被动内收可能会受到阻力，而主动内收可能会困难，这是由于该侧骨盆和躯干的后撤和向后旋转所导致的。治疗时，最好让患者坐在三把椅子的中间一把上，或者让患侧坐一把椅子，另一把放在患侧，因为如果没有任何东西支撑他，他更害怕将重量转移到患侧。这也给了治疗师一个练习他的手臂支撑的机会。然后他就可以学会从一把椅子移动到另一把椅子上。他不用看就能用臀部找到椅子的中心，这有助于他控制骨盆。这也使躯干的旋转和患侧的延伸成为可能，特别是当他自己移动到那一侧的时候。在做这一切的时候，他的躯干和手臂都要向前移动，且双手紧扣。同样的步骤也可以坐在低矮的基底座上完成（见图 6.22a，b，c）。

坐位时控制内收和外展可以像仰卧时一样单独练习。如果发现患者用屈曲的下肢进行内收有困难，治疗师应该会在他被运动时感到阻力。她应该帮助他减少这种抵抗力。她可以通过使骨盆向前旋转，使患者膝部保持靠近并向健侧运动，然后保持住来帮助他。她还可以

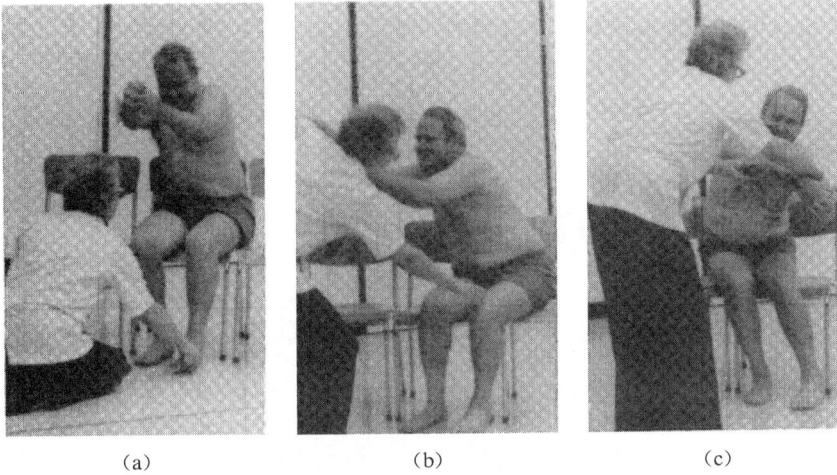

(a)　　　　　　　　　(b)　　　　　　　　　(c)

图 6.22a—c 易化站起的方式方法。学习在不使用手臂和手的情况下左右移动骨盆,并能控制性站起。骨盆对应肩带反向旋转与躯干对应骨盆运动

帮助患者抬起他的下肢,并把它跨过健侧下肢,用双手抱膝坐着。在家里有时以这个姿势坐着也会有帮助。(见图 6.23a,b)。

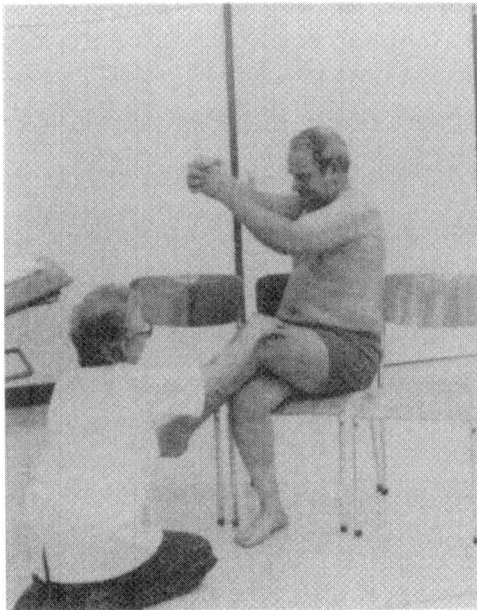

图 6.23a 抬起患侧下肢并跨过健侧下肢

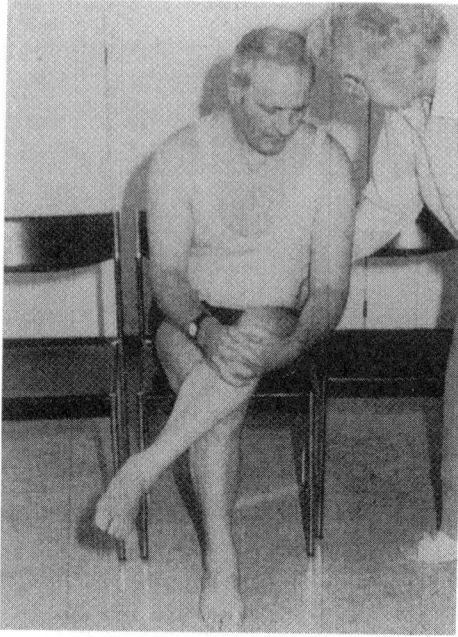

图 6.23b　双下肢交叉坐
注意:痉挛的下肢在健侧下肢上面。

　　患者通常会发现抬下肢非常困难,当治疗师被动地抬他的下肢时,原因就比较清楚了。她不仅会感觉到整个下肢的重量,还会感觉到向下的压力。当治疗师把手放在患者仍然在地面上的足的下方时,她会感觉到足趾腹和足趾对她的手施加的压力——这是伸肌痉挛的结果。因此,当患者被要求抬起他的下肢时,他必须克服这种阻力,这对他来说就是一个沉重的负担。治疗师应该向他解释,这并不是因为他太虚弱而抬不起来,而是因为他把下肢往下推了。这可以通过被动地屈曲它,直到充分屈曲时完全没有阻力,然后非常缓慢地放下它,让患者保持并控制住它,直到足无压力地接触到地面,以向患者证明。现在,他可以更轻松地抬起下肢,但治疗师必须将她的手轻轻地放在他背屈的足下,这样她就可以检查任何程度的向下的压力,因为这种压力会干扰他主动地抬起下肢(见图 6.24)。

　　另一个要克服的困难是屈曲膝关节,将足向后移动到椅子下面,足跟保持在地面上,这是准备将重量压在患侧下肢上站立时必不可少的。当患者在向前迈出一步前需要膝关节单独屈曲时,这种运动模式也是有利的(见图6.25)。

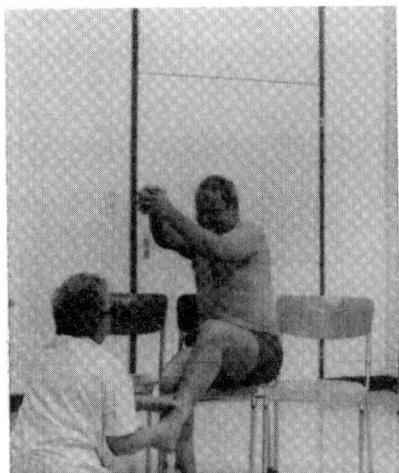

图 6.24　患侧下肢屈曲缓慢下降,患者把握并控制每个阶段

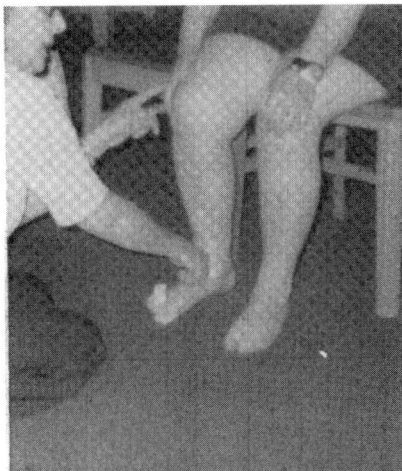

图 6.25　背屈足向后移动为站立准备

基于站起与站立的治疗

当患者要站起来时,会立即将健侧足向后拉到椅子下,但患侧下肢的膝关节由于不能充分屈曲来做到这一点。患侧足总是在健侧足前面,因此整个体重几乎都压在健侧足上。所以,在练习站立时,应使患者尽可能多地将他的体重放在患侧下肢上。为此,他的双足应该平行放置,或者最好是在站起来之前,健侧足应该放在患侧足的前面。但他可能会在将要站起的最后一刻自动将健侧足拉回。这可以通过治疗师将她的足轻轻地放在患者健侧足上来预防。然后鼓励患者骨盆前倾,这样在他真正站起来之前,他就开始把重心放在他的两侧下肢上。他的手臂应该双手紧扣向前伸展,引导他不要向下看。开始时,治疗师可以握住患者紧扣的双手,给他一些支持,并将他向前和向上拉。她还可以对患者的膝部施加一些压力,以加强他的负重感,同

时将膝部向前拉一点,以防止突然的膝过伸以及由于髋部向后旋,伴
足跖屈而引起的膝过伸。通过这种方式,可以使患者在患侧下肢仍处
于一定程度的屈曲状态时来承担体重,并在缓慢伸直膝关节和髋关节
时保持踝关节背屈。注意,应该引导他的躯干不倾斜向健侧。坐下的
练习方法与站起相反。在站起和坐下的同时,练习中间阶段的动作是
很有用的,即只站起了一小段儿,然后再往下蹲,而不是真正坐下。当
他坐下的时候,最难以控制的是最后一个阶段。因为他往往会重重地
倒在椅子上,但这又是最重要的。应该调整椅子的高度,从一个适当
高的高度开始,逐渐下降到较低的椅子。这是因为从较低的座位或椅
子上站起来需要在屈曲的下肢承受体重,这对所有偏瘫患者来说都是
一个更加困难的问题(见图 6.26a,b)。

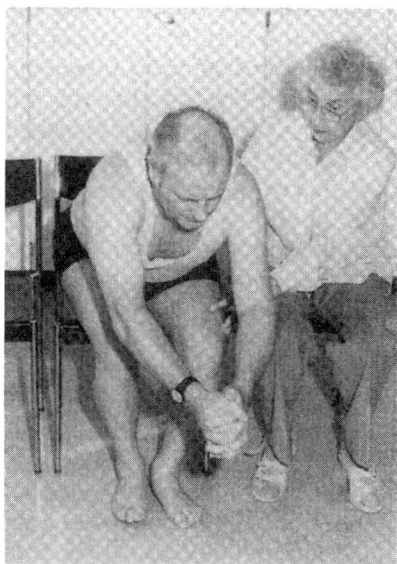

图 6.26a 屈曲下肢负重
注:患侧足与健侧足平行。

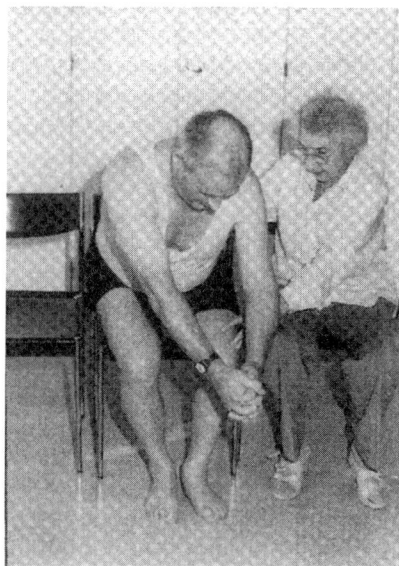

图 6.26b 体重放在患侧下肢上开始站起

另一种帮助患者站起来并在患侧下肢上充分负重的方法是:让他
把患侧足从一个高高的底座上放到地面上,同时仍然坐在健侧臀部

上,用健侧手支撑自己。他的足应该尽可能靠近底座触地,这将使整个患侧向前,特别是骨盆和髋部。为了抵消伸肌痉挛,治疗师用一只手使他的足充分背屈,用另一只手握住他的手,使他的肘部伸直,这样伴随屈肌痉挛增加的联合反应就不会发生。当患者足后跟良好着地时,治疗师应要求患者伸直膝部,必要时也会帮助患者伸直膝关节并保持。在这样做的同时,他的髋部也会伸展,而且在鼓励下,他可能会使臀部少许抬离支撑面。膝关节的过度伸展被底座的边缘所阻止,它使骨盆保持良好的向前。通过这种方式,他就锻炼了股四头肌和伸髋肌,同时没有伸肌痉挛,因为他的足保持着踝背屈。当他能保持膝关节伸展时,应该让他练习膝关节单独的屈曲和伸展交替的小范围动作。当他感到安全,并有控制膝部运动的负重体验时,让他将健侧手从支撑物上移开,使患侧下肢得到更多的重量,这样他就会意识到有足够的力量让他站起来(见图 6.27a,b)。

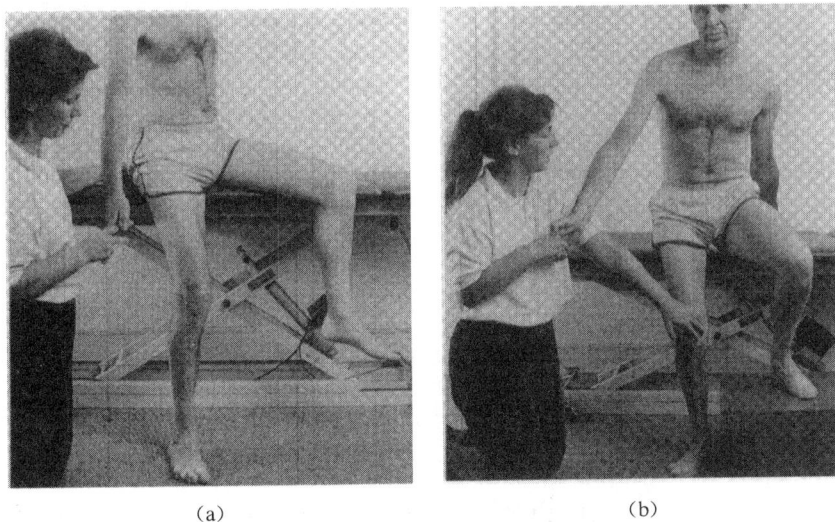

(a)　　　　　　　　(b)

图 6.27　患侧下肢站立准备　(a) 从底座上下来,将重量放在患侧下肢上。(b) 髋关节和膝关节伸展,足稳稳地着地。健侧下肢是弯曲的,不负重的

　　在此之前,他一直是坐着进行练习的,但现在应要求他把健侧下肢也放了下来,并把他的健侧足与患侧足平行。起初,他仍然可以靠

在基座上,但他不应该抓住它。首先,他的体重应该在两侧下肢上均匀分布。然后练习重心转移,着重放在患侧。接下来,要求患者屈曲和伸展双膝,然后先屈曲和伸展一侧下肢,接着再换另一侧。通常,患者会发现一侧下肢独立于另一侧下肢的动作是困难的,他倾向于同时屈曲双膝。当他掌握了这个难点后,治疗就朝着相互作用的方向发展,即屈曲一个膝关节,同时伸展另一个膝关节。获得这个运动动作对于步行来说是必不可少的,也是非常重要的(见图 6.28a,b)。

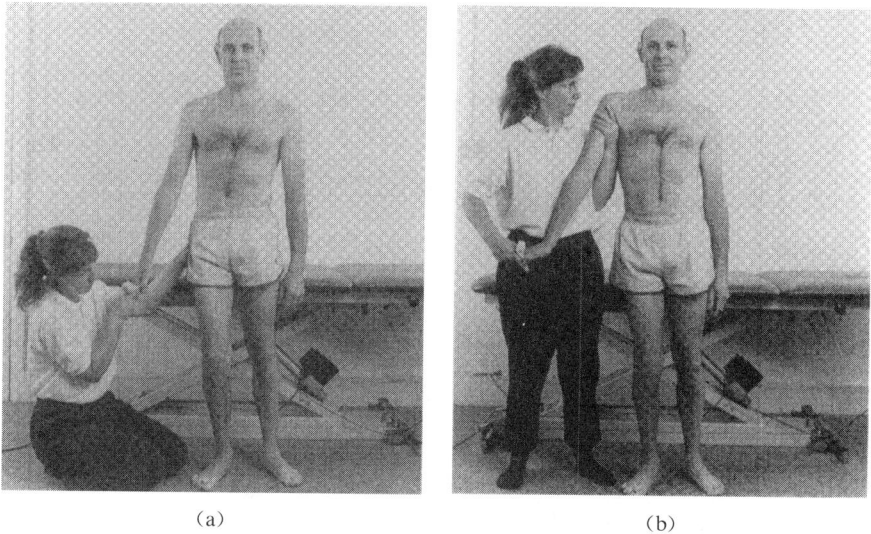

(a)　　　　　　　　　(b)

图 6.28　(a) 膝关节交替屈曲和伸展。(b) 治疗师保持肩带升高,手臂和手伸展和外旋以抑制屈肌痉挛

　　现在,可以允许患者靠在基座上,给他以安全感,这样他将不需要刻意保持平衡。这时要求并帮助他移动髋部向前并离开基座。一度站在患者面前的治疗师,现在应站在他的患侧。一开始,她将一只手臂放在他的下背部,以帮助他保持平衡,并移动他的髋部向前。应该让他一直抬着头,因为向下看会使髋部难以伸展。当他离开基座站立感觉到安全,并且患侧肢体能够充分承受体重时,要求他抬起健侧足跟离开地面,开始让患侧下肢保持平衡。接着是训练连续用健侧的

足向前和向后做很小的迈步动作。这些迈步动作不仅要短，而且要慢，以便患者尽可能长时间地将全部体重放在患侧下肢上。通过这种方式，他将学会充分将重心转移到站立侧的下肢上，并且使骨盆向前，髋部伸展。如果不及早练习，他会习惯于步幅的长度不相等，或者可能会用健侧下肢快速地迈个长步，然后把患侧下肢拖到健侧足的水平。而有些患者的做法正好相反。他们用患侧的下肢迈一大步，但是由于踝背屈不足，他们的体重不能向前转移到患侧的足上。这样，他们只能用健侧足迈出一个快且短的步伐，使其达到患侧足的水平。

伸肌的痉挛干扰踝关节和足趾的背屈。在大多数患者中，我们会发现站立和行走时足趾过度跖屈，在一些患者中，足趾跖屈和卷曲在足底下会引起疼痛。泡沫橡胶的"足趾扩张器"有助于分离足趾，因为它们的外展可抵消跖屈，并减少整个足部，通常是整个下肢的伸肌痉挛（见图6.29）。如果治疗师把她的手放在患者的足底前下方，她会感到有很强的压力。事实上，患者在推压她的手。这种压力使他的膝关节变硬，阻止踝关节和足趾的背屈。在步行中，由于膝关节和足无法放松让下肢向前迈出，使得他的下肢在摆动阶段成为很大的障碍。它还会干扰足后跟的负重以及从足后跟到足趾之间的重量转移。

因此，在治疗中，治疗师应将她的手放在患者的足掌前下方，抬起他的足趾和背屈他的足踝，让他用足跟站立。这样做，直到没有向下压的感觉。然后，将他足的前面再次轻轻地降低到地面上，防止向下的压力。再然后，可以进行更大范围的背屈，并要求患者用髋关节伸展将身体重心向前移动，就像用健侧下肢转移身体重心向前迈一步一样（见图6.30）。此时应避免膝关节过伸。

基于步行的治疗

如果在治疗早期，即在患者开始行走前，练习踝关节和足趾能够

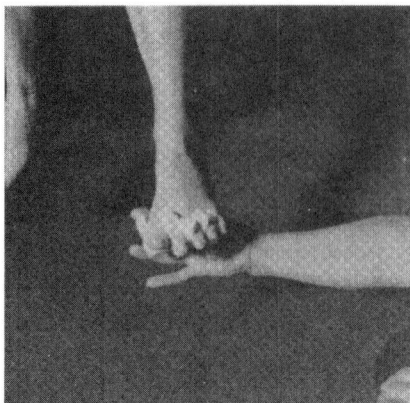

图 6.29　抑制足跖屈和足趾爪抓的泡
　　　　　沫扩张器

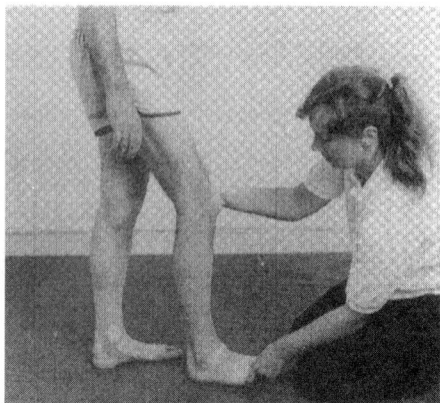

图 6.30　患侧下肢向前迈步。治疗师控制
　　　　　患侧下肢和足向下的压力

注意：这样既可以控制伸肌痉挛还可以保持膝关
节的活动。

背屈，将重心转移到患足上，很多患者是不需要短支具的。但遗憾
的是，医生却会给他们以短支具处置，而不是在早期正确练习。对
于很多有感觉丧失的患者，当踝关节翻转时没有感觉，支具可能是
必要的。在某些情况下，足虽没有翻转的危险，下肢的痉挛也很少，
但踝关节不可能主动背屈，足会下垂而不是向下推。为了保持踝关
节的背屈，在小腿处安装一个背夹板，支撑物与鞋相连接，这比短支
具效果要好。

　　尽管患者可能会觉得使用支具更安全，也可能会在户外长时间行
走时使用支具，但它也有一些缺点，例如：

　　（1）弛缓多于痉挛的患者在髋关节和膝关节处表现出较多的屈
肌痉挛，而不是伸肌痉挛，虽然他们没有主动的踝背屈。尽管支具能
够帮助保持踝背屈，但却阻止了充分的膝关节和髋关节伸肌的活动，
使髋关节停留在一定的屈曲状态且不稳定。为了稳定膝关节，患者只
得将其锁定在过伸位。

　　（2）由于踝关节的活动和感觉受到限制，使踝关节无法发挥保持
平衡的功能，且容易发生肌肉废用性萎缩。

（3）中度或轻度痉挛的患者，牵伸反射即可引起踝关节阵挛。

当与患者一起行走时，治疗师、护士或亲属不应该站在健侧，因为患者自己可以在健侧保持平衡并控制自己的动作。如果站立时练习了平衡和重心转移，并且患者能够用健侧下肢向前和向后做几个迈步动作，那么他应该能够用一根普通的拐杖行走，而不需要依靠三足拐或四足拐。（不过，也有一些例外，比如年纪很大的患者，以及患侧感觉功能严重丧失的患者。）如果患者沉重地靠在三足拐上，他的整个体重都将压在健侧的手臂和下肢上，当他用患侧下肢迈步时，他的躯干将向三足拐倾斜（见图6.31）。当他用僵硬的膝关节并环切髋部向前移动他的下肢时，他患侧的躯干将缩短。当患侧躯干侧屈肌向上牵拉骨盆时，会增强手臂和手的屈肌痉挛。治疗师不应该教患者在站立期"锁定"他的膝部，因为这将导致膝反张，使以后很难纠正。如果训练他向前伸展髋部，其膝关节也会伸展，并不可能过伸（见图6.32）。步行的各个阶段都可以在站立时准备好，这样就没有必要用夹板固定膝关节了，因为那样阻止了在迈步时膝关节的屈曲，导致了划圈步态。在少数情况下，教患者轻微屈曲膝关节走路可能比较好一些，但只可作为一种临时措施。

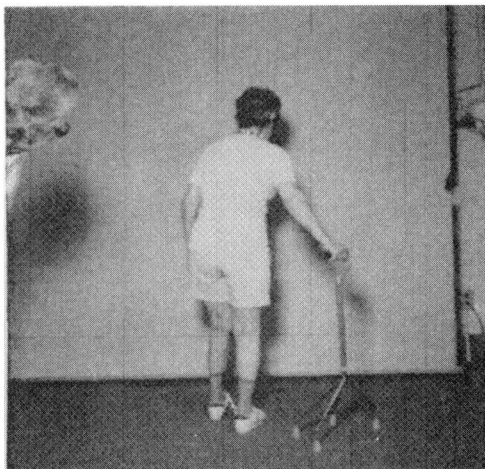

图6.31　用三足拐行走，重量完全在健侧

注意：患侧的缩短。

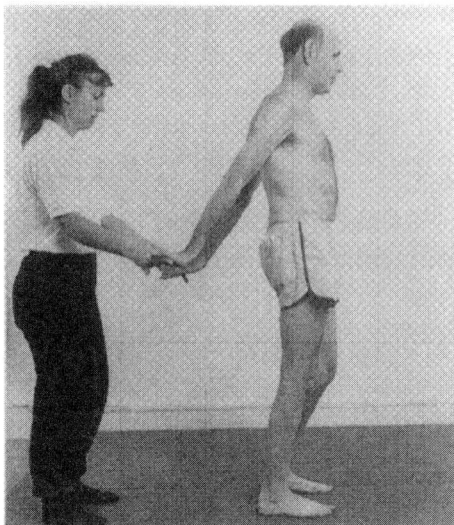

图6.32 将骨盆向前移动至患侧伸展的下肢上。这样可以防止膝关节过伸

注意：抑制手臂屈肌痉挛。患者用躯干对抗肢体移动。

不让患者使用拐杖的步态训练应该从一开始就进行，这样他就会形成一种对称性的行走模式，使他在患侧的下肢上负重。（然而，这样的训练应在治疗师或护士的协助下进行，直到患者有足够的平衡，没有摔倒的危险。）这样一来，许多患者就可以不用拐杖走路了，至少在家里是这样的，尽管有些人在户外行走时可能需要拐杖，但那只是为了保证安全。

为了准备一个比较正常的步态，应该练习平衡、站立和重心转移。在摆动阶段，患者需要消除髋部、膝部和足踝的痉挛，才能抬起下肢，迈出步子。当他的足着地时，他还需要控制伸展的下肢。如果这一切都是在站姿中开始练习的，他会比那些在没有下肢控制准备的情况下就进行过早行走的患者，发展出更好的步行模式。在分析患者行走困难时，我们发现两个主要问题：

（1）在站立阶段，伸肌和屈肌过度的共同收缩抑制了运动。这使得患者可以暂时将体重放在患侧下肢上，但却使患侧下肢不能移动，并排除了所有的平衡反应。（适度的共同收缩在我们的正常运动中起着重要作用，对于我们保持稳定以及抗重力姿势，固定运动部件，负重以及手臂向上举起和搬运重物都是必要的。）

（2）在摆动阶段，运动不太沉重的患侧下肢时，为了在摆动中使用可活动的膝关节而又不环切髋部，他不得不用提拉患侧骨盆的方法进行摆动。

有两种类型的患者：

（1）屈肌和伸肌都有痉挛，但主要是下肢伸肌高张力的患者，即过度地共同收缩。他们可以站立和承担一些体重，但当步行时下肢僵硬。这些患者在步行的摆动阶段有很大的问题。

（2）相比之下，其他有中度痉挛和轻微共同收缩的患者可以行走和移动不太沉重的下肢，但只能以整体的屈曲和伸展模式进行。他们可能有一个相当好的摆动阶段，但不能安全地站在患侧下肢上，当负重时，不稳定。

两种类型的患者都有平衡问题，第一种是因为缺乏机动性，第二种是因为缺乏稳定性。因此，如果伸肌痉挛较强，患者在摆动阶段比站立和负重阶段更困难，尽管平衡和重心转移是问题，但主要问题是膝关节和足太僵硬，无法迈步。如果患者只有轻度的伸肌痉挛，但有屈曲和外展的趋势，将发现站立和负重是主要问题。这些患者可以很容易地抬起一侧下肢迈出一步，但站立时，抬起健侧下肢迈出一步时，容易在患侧瘫倒。在获得良好的步行模式之前，站立相和迈步相都必须做好充分地准备（莱恩，1978）。

站立阶段

患者倾向于将患侧下肢僵硬地伸展，并用前足掌和足趾推地，这样将阻止踝关节背屈，使行走时不能将体重转移到患侧足上。因为踝背屈不足，为了保持他的足跟在地面上，他过度地伸展膝关节和屈曲髋关节。他的下肢是僵硬的，因此，当他抬起健侧下肢向前迈步时，不能在患侧下肢上面保持平衡。即使双足站立，他也害怕将体重从健侧下肢转移到患侧下肢上。他通常用健侧下肢支撑全部体重站立，患侧下肢外展着且不负重。双足并拢平行站立对他来说是困难的,但这是让他患侧下肢承受一些体重的首选办法。

在治疗中,要求患者两足并拢站在基座前。治疗师在他的患侧,用一只手从他的腋下支撑他,让他的肩胛带上升,另一只手支撑他的手使他的肘关节和腕关节伸展。然后要求患者将髋部向她移动,并帮助他将整个体重转移到患侧。当他感到安全时,要求他用健侧下肢向前和向后迈出非常小的一步。当他向后迈步时,他的健侧足应该运动到患侧足后面。他不应该向前屈曲他的躯干和屈曲髋关节,并且应保持良好的伸展,因为这可以抵消膝关节的过度伸展。通过这种方式,他将学习如何将重心转移到站立侧下肢上,并控制支撑相的每一个阶段。

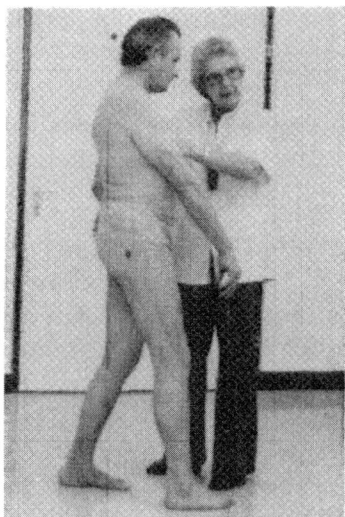

图 6.33 健侧足在前,用患侧左下肢负重与平衡

当患者处于迈步姿势时,要求他用患侧下肢保持住全部体重和维持平衡,并且健侧足在前面。然后让他将体重向前转移到健侧下肢上,让患侧下肢留在后面,且足跟着地。他最大的平衡问题发生在当他必须把全部重量放在患侧下肢上,而健侧下肢保持在前面时,这时如果他屈曲负重侧下肢的髋关节时,往往会向后跌倒。应练习膝关节交替屈曲和伸展的小范围单独动作,以确保负重侧下肢的机动性(见图6.33)。

为了在步行时通过重心转移和站立侧下肢的负重来获得患者行走时的平衡控制,可以让患者向前和向后蹀步,但健侧足只是轻触地面。在负重下肢上向前向后转移重量的同时,体重仍保持在患侧下肢上。同样的方法也可以在患者步行时使用,在他迈步之前,让他用健侧足轻轻地触地一两次,并且不在该下肢上负重。通过这种方式,在步行中转移重心时,患侧下肢能保持稳固的负重。

摆动阶段

当患者的患侧下肢僵硬伸直且用足蹬地时,如果不将骨盆拉起和环切,就很难向前或向后迈出一步。因此,不允许他抬起患侧下肢,因为他只能通过拉动他的骨盆来做到这一点。相反,在迈步之前,应该先帮助他放松膝关节,使膝关节轻微弯曲,骨盆降低,然后将弯曲的膝关节向前移动(见图 6.34)。有选择性的膝关节运动已经在站立相中的患侧下肢上练习过了,但是当患侧下肢在健侧下肢的后面时,屈曲膝关节和保持髋部伸展对他来说是比较困难的。在仰卧位时,已练习过髋关节伸展和膝关节屈曲了,现在应该再次练习将下肢置于底座边缘,使髋部充分伸展,让膝关节屈曲。对于较年轻的患者来说,俯卧是没有问题的,因为对于年长者,俯卧也是可以的。在俯卧位,治疗师使患者的膝关节屈曲,直到屈曲没有阻力时,要求患者保持膝关节的屈曲状态,并在治疗师逐渐伸展他的下肢时保持在不同程度的屈曲(滞空)(见图 6.35)。

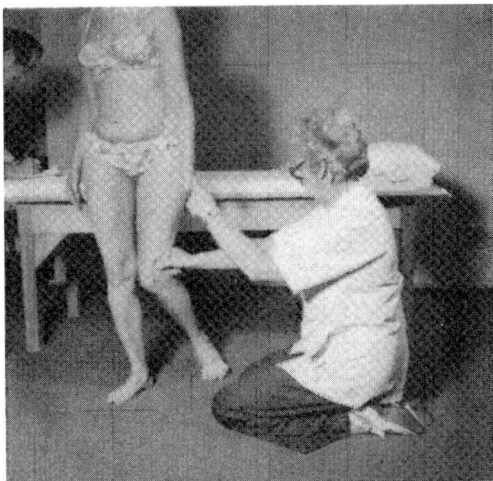

图 6.34 向前迈步前,屈膝伸髋,骨盆不向上拉

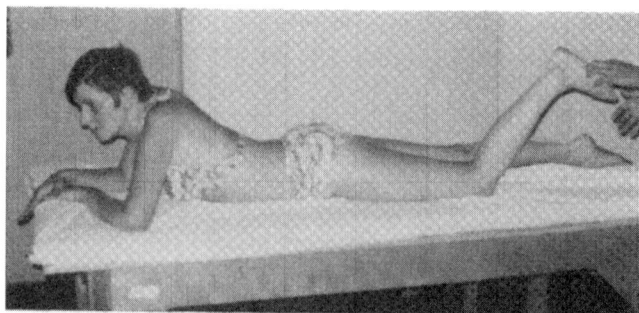

图 6.35 髋关节伸展膝关节屈曲及踝关节背屈,为无环切划圈
步行的准备

　　患者现在应该将全部体重放在健侧下肢上站立,患侧下肢稍靠后
一点。要求他放松和屈曲患侧膝关节,同时内收他的大腿,使膝部靠
近健侧下肢。他的足应保持旋前着地。这给了他一个膝关节屈曲,骨
盆降低的内收模式。患侧下肢现在已经放松并且可以在这个体位向
前迈步了(见图 6.36)。然而,当他开始迈步时,足趾可能仍有一些对
地面的压力,这可能导致踝关节旋后和膝关节僵硬。于是,他将不能

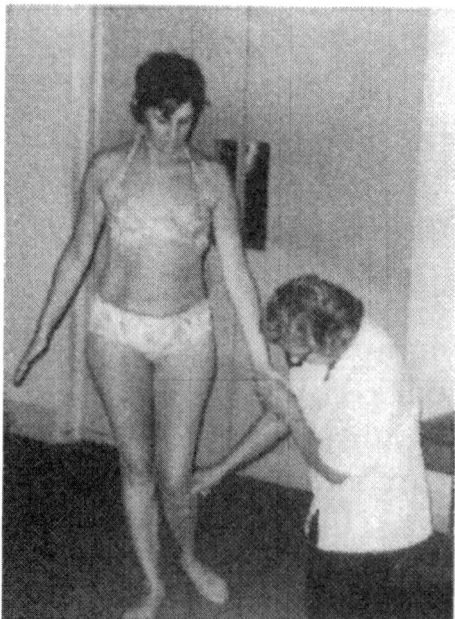

图 6.36 膝关节屈曲,髋关节伸展
并下降,允许向前迈步而
不划圈(左下肢患侧)

放松并屈曲膝关节或背屈足踝和足趾来进行一个正常的向前迈步动作。他将努力用僵硬的膝部和跖屈的足向前迈步。为了不让足趾刮蹭地面,他不得不向上拉骨盆,让他的下肢划圈向前。因此,治疗师应把他的足抬离地面,就像患者要向前迈一步必须做的那样,并测试对这个动作的阻力。然后她应该再次放下患者的足,要求他不要推下去。接着,要求他抬起足,但不向上拉骨盆。当他这样做时,治疗师可能有必要控制他的足,以防止内翻。

在保持足趾着地的同时,患者还应练习膝关节小范围屈曲和伸展的交替动作(见图 6.37a,b)。当他可以做到这一点而不使他的膝关节僵硬时,应该再次要求他向前迈出一步。治疗师可以引导他的足,控制他的背屈足趾,以防止在他把足放在前面的时候发生内翻和对地面的压力。作为一个循序渐进的过程,可以让患侧下肢在健侧下肢的后面稍远一些的位置练习。这样,他就可以进行迈出大一些步子的练习。当髋关节充分伸展时膝关节伸肌痉挛的释放就会比较困难,并且足趾也可能压向地面(见图 6.37c)。

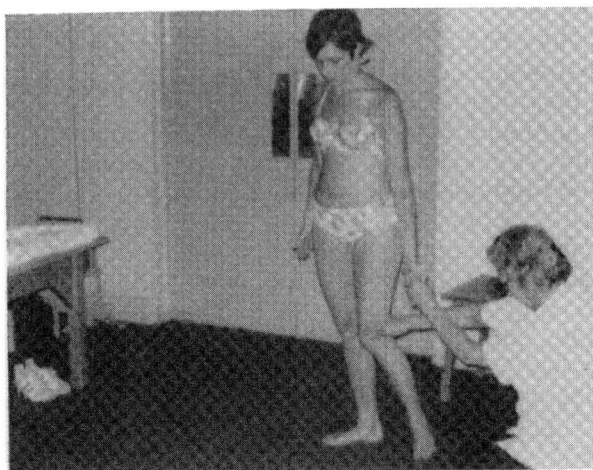

图 6.37a 患者进行膝关节小范围的屈伸交替运动

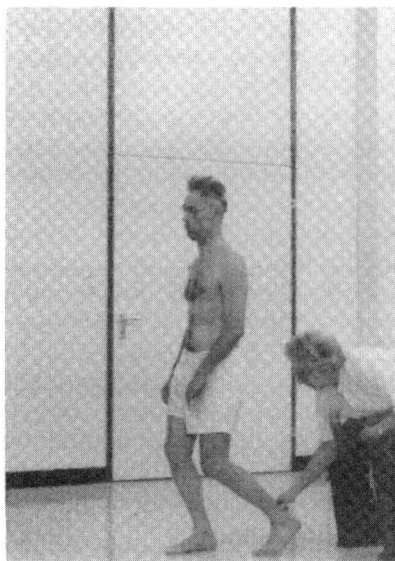

图 6.37b　向前迈步前,痉挛性左足的
背屈控制

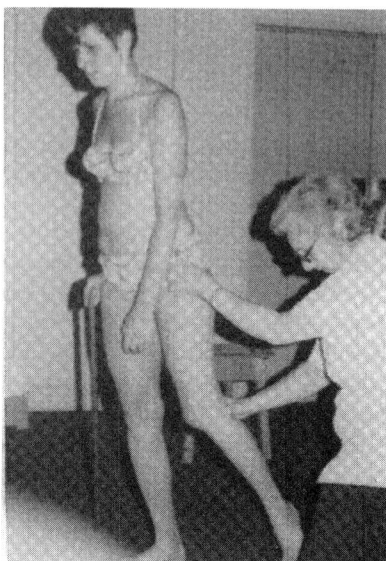

图 6.37c　基于较大迈步的准备。患侧
下肢在后面较远的位置让膝
关节屈曲。增加髋部伸展时
由于伸肌痉挛而使膝关节屈
曲较为困难,治疗师应阻止
骨盆的上拉

　　当把足放到前面落地时,患者应该学会像让其下降到地面那样控
制下肢的重量。他不应该让下肢掉落下去,而应该轻轻地将足放置下
去。当接触到地面时,他的膝关节和足一定不能僵硬,因为这样将导
致足踝的跖屈内翻,使足跟—足趾相继触地成为不可能。同时,由于
不能背屈足踝,也导致不能将体重向该侧下肢的充分转移。紧接着就
是跟腱紧绷,膝关节过伸。有些患者通过髋关节外旋外展和下肢伸展
的模式来解决足跟触地的问题。外旋和外展属于整体屈肌协同作用,
并以此来打破内收和足跖屈内翻的伸肌整体协同作用。通过这种方
式,足部将得到充分的外翻背屈,但却是在不顾及膝关节僵硬伸展的
情况下,将其足跟放到地面上的。同时,为了足趾离开地面,患者仍然
需要向上拉抬骨盆和环切髋部来迈出一步。然而,这是不可取的,因
为这样,往往会延续异常的步行模式。

下肢伸肌痉挛的控制在前面仰卧和坐姿时就有过练习,但现在是在站立和行走时进行的。当患者的下肢向前运动,用膝关节引导并且抬起的高度不比正常迈步高时,他应该非常缓慢地把足放到地面上。鼓励患者把下肢抬得很高是没有用的,因为这样他只会很用力地去做一个整体屈肌模式,他的手臂就会屈曲并变得更加痉挛。他只能用向前下方推他足的方式放下他的足,而且是足趾先触地,这就使得向前放下足跟变得困难。在正常步行中,不是把下肢抬到前面,而是通过屈曲膝关节和足踝及足趾的充分背屈将下肢引导并带向前方。因此,在让患者迈步时,治疗师应控制他的足使其背屈,并检查他的足是否对治疗师的手有任何压力(见图6.38)。当治疗师感觉到有压力时,应要求患者再次抬起足片刻,然后再放下,以此可以抑制伸肌痉挛。当足触地而没有负重时,他应该重复做膝关节的单独运动,以保持下肢向后迈一步的机动性,这时用足跟引导向后迈步。当他的膝关节有机动性时,要求他向前和向后迈非常小的步伐,不要在该侧下肢上负重,也不要把他的骨盆拉起来。如有必要,治疗师可向下按住患者患侧的骨盆,以易化膝关节的单独运动。这个过程可以包含在他的步行模式之中。然后,要求患者用摆动侧下肢的足趾轻触地面,接着再将重心

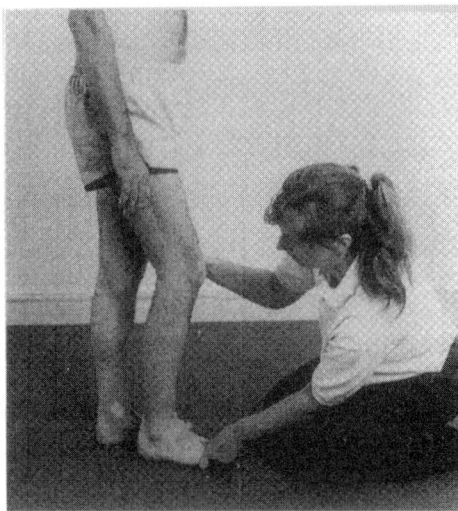

图6.38 患者向前迈步。治疗师通过控制足底向下的压力控制和抑制过度的痉挛

放在该侧下肢上。通过这种方式，他就可以控制伸肌的过度活跃，并保持下肢的自由移动，以便做下一个迈步动作。

改善患者步态的一个好方法是：让患者双足平行站在一个小的支撑底座上，并旋转骨盆，即转动躯干对抗肢体几秒钟。但在走几步之后，改善后的步行模式又可能会恶化。这时他应该再次站立不动，在进行下一步之前重复旋转骨盆。在这个旋转过程中，患侧应该很好地向前移动。这是用旋转抑制痉挛的模式，并给予患者双侧的功能，而不是他以前使用的非对称模式。这会使得身体的两侧相互作用，而不再是单独的行动。

如果治疗师希望患者运动他的膝关节，可让患者在一条直线上侧身行走，而不是向前或向后行走，因为这样更容易一些，特别是当患者向健侧侧身行走时。但向患侧侧走的好处是，患者必须把全部体重放在患侧下肢上。然而，应该让患者确保将患侧足放在直线的后面。

在俯卧和跪位的治疗

自撰写本书第二版以来，我发现俯卧和跪位治疗对老年偏瘫患者的治疗价值有限，许多患者有循环系统问题，不能忍受俯卧。对于那些患有关节炎和关节僵硬的人，以及对于那些肥胖的人，即使没有偏瘫也很难从跌倒在地板上重新站起的人来说，跪下来通常是不舒服或疼痛的。许多俯卧和跪位的训练效果也可以在日常生活中获得，例如，前臂支撑和肘部及手部的动作可以用坐位在桌子上练习，也可以在墙壁或桌子前站立时延长手臂支撑练习。

然而，重要的是，如果可能的话，所有的患者都应该学习万一跌倒时如何从地板上站起来。他们应该学习朝向健侧坐起来，用健侧足向前半跪着，再去用健侧的手抓住一个支撑物，最后站起来。四点跪姿、双膝跪立和半跪姿的治疗将有助于练习从地板上站起来，并将使患者不那么害怕跌倒。在不使用整体伸肌协同的情况下，膝跪治疗对患侧下肢的负重也很重要。它有助于手臂和手的伸展以获得支撑和平衡。

然而,跪位的治疗只对较年轻和活动能力较强的患者有用。患者被指导先屈曲患侧下肢,然后立即把体重压在上面,再然后用双手和膝盖下跪。如有必要,应支持患侧手臂,使肘部伸直,手平放于地面,手指伸出,拇指外展。身体的重量应该位于患侧的手臂和下肢上。然后让他向前、向后和从一边到另一边摇摆,以获得机动性和平衡反应。随后,抬起健侧下肢或手臂,患者必须靠患侧支撑体重(见图 6.39a,b)。

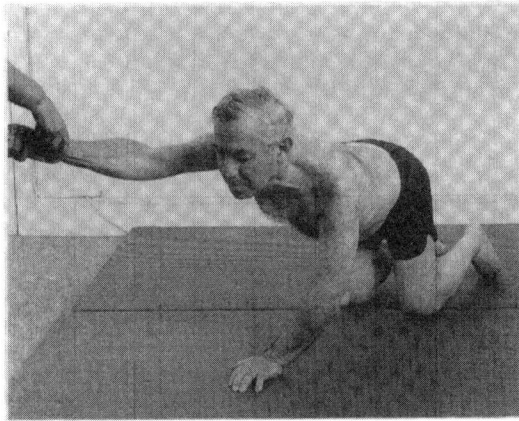

图 6.39a 患者跪着。要求他抬起健侧手臂

注意:患侧(左侧)平衡性差,手臂支撑不佳。

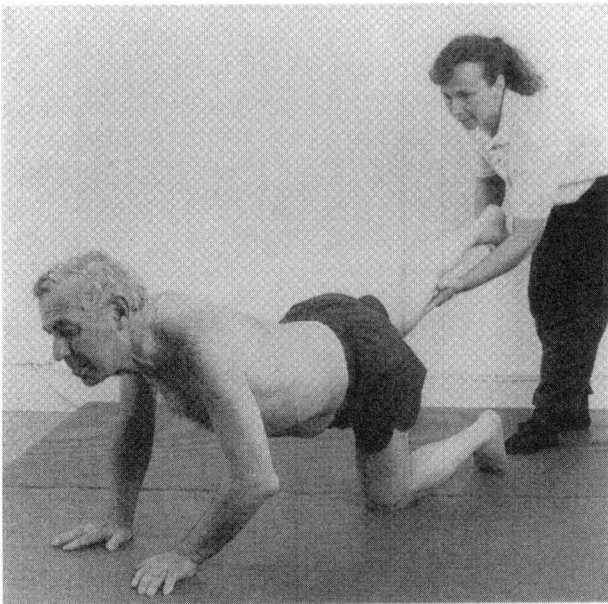

图 6.39b 前后摇晃,让患侧膝部保持平衡

　　从四点跪起,就可以鼓励患者抬起头和躯干,使其仅用双膝站立。然而,对大部分患者来说,在这个姿势中要完全伸展髋关节是很困难的,尤其是患侧髋部,而且他也倾向于将更少的身体重量放在患侧下肢上而不是健侧下肢上(见图6.39c)。为了帮助他得到充分的伸展,治疗师应站在患者的前面,将他的手臂外旋抬升放在治疗师的肩上。然后治疗师再站在患者的患侧,将患侧手臂向下移动到他的体侧,且肘部伸直,使他的手得到支撑,手腕充分伸展。再然后从一侧到另一侧进行重心转移练习,治疗师应将患者的身体尽可能向患侧移动,以易化患侧下肢的平衡反应。当患者站在椅子或凳子旁边时,也可以将患侧膝部搁置在椅子上进行这种练习。这会使患侧髋关节伸展的同时又使其负重,并且比跪在地板上要容易一些。为了获得充分的负重和平衡,可以要求患者用健侧下肢向前和向后进行小的迈步动作。与此同时,应通过在其体侧或头部上方伸展肘关节和腕关节的控制方法来防止手臂屈肌痉挛的加重(见图6.40a,b,c)。

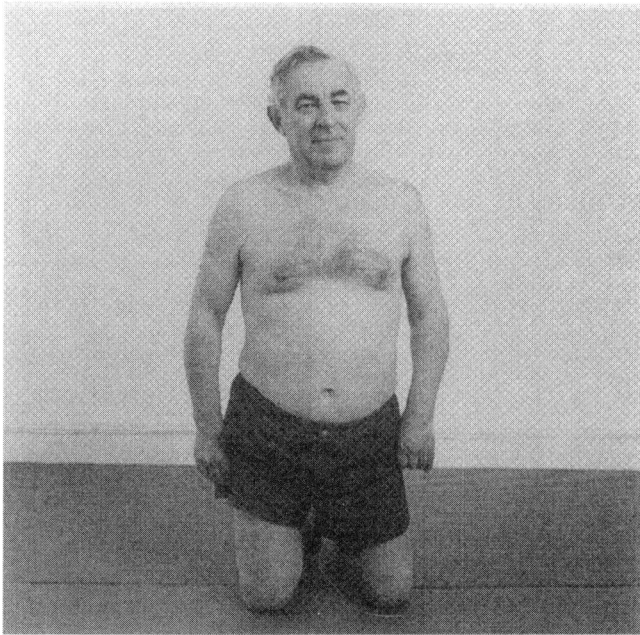

图6.39c　患者跪立。患侧负重,但注意患侧有轻微回缩

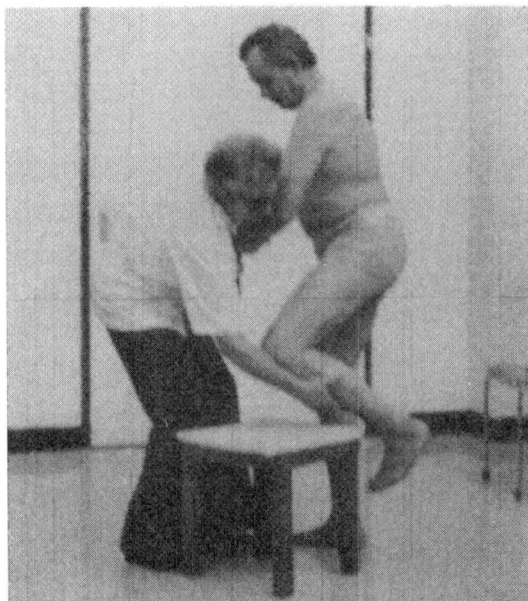

图 6.40a　治疗师帮助患者将膝部放在凳子上（左侧为患侧）

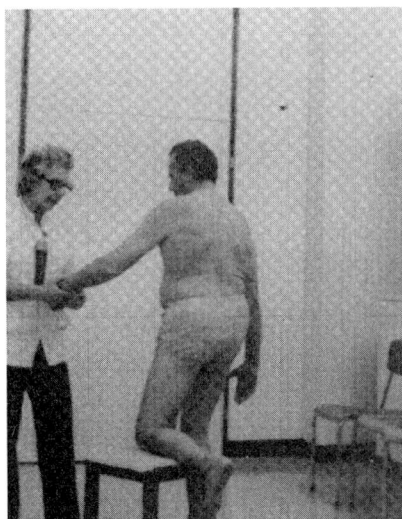

图 6.40b　膝关节在凳子上屈曲髋关节伸展

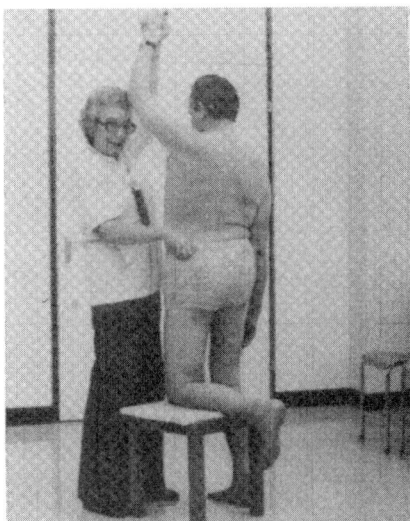

图 6.40c　用健侧下肢向前和向后做小的迈步，患侧下肢仍在凳子上

注意:这个动作是练习患侧髋部负重。

痉挛期手臂运动控制治疗

在这个阶段,由于躯干和肩胛带屈肌的痉挛和伸肌向下的压力,阻碍了前锯肌、三角肌和冈上肌的活动,使患者很难在重力作用下抬举和控制住手臂。在仰卧位时,抑制痉挛更容易实现,正如在治疗的第一阶段已经描述的那样,这必须继续为在直立姿势下的治疗做准备。站立位时比坐位时更容易获得,因为站立时髋关节的伸展有利于手臂的抬升,而坐着时,髋关节和躯干的屈曲使得对屈肌痉挛的抑制更加困难。

为了能抬起手臂,患者必须能够在放下手臂的过程中随时停止并保持住它。患者应该伸展他的肘关节,并保持手臂在放下过程中一直伸展。但仅仅手臂伸展是不够的,还应该外旋肩关节和前臂旋后,因为肩关节内旋和旋前是屈肌模式的一部分,将会抵消手臂抬举和控制。基于在肩部将手臂保持在抬升位,当手臂侧向朝前控制时,要比向前和向下控制更容易一些。这是因为伸展外旋及旋后,可以比向前更容易在侧向保持。

在仰卧、站立和坐姿时,患者容易抗重力举着手臂。如果他能在手臂放下的过程中任一位置一直控制手臂不掉落,他也就能学会在向下运动的不同位点把手臂举起来并停住。在向下运动的任何阶段,如果手臂向下拉或向下坠,治疗师就会感到对她手臂的压力(可能比较轻),然后立即由治疗师或由患者(如果可能的话)向上逆转这个动作。当屈肌痉挛发生和他的肘部趋向于屈曲时患者很快就将学会识别这个逆转时刻。一开始,治疗师握持住患者手腕和手指伸展及拇指外展的手,让患者推着治疗师的手伸展肘关节。她应该能够使用一些间歇性压力来刺激主动伸展。当患者的肘关节能完全伸展时,治疗师慢慢地向旁边和向下面移动他的手,但只能在他能保持肘关节伸展的情况下进行。然后要求他再次向上运动他的手臂。逐渐地,基于充分水平外展的整个侧向运动范围将会被执行。只要能保持外旋,这个动作就可以对角向前进行。在这个过程中,治疗师握持着患者的手指,但只是轻轻地,以防止屈曲的发生,直到最后,她能够在向下运动的不同位点撤回她的手,而患者能够在每个阶段控制住他的手臂。这就是所谓的"滞空"。在任何一个点上,如果患者可以停止向下的运动,那么他就能够从那个点抬起他的手臂。把握和控制手臂径直地向前和向下的动作比较困难,应该让患者的肩膀保持良好的向前,并避免内旋。然而,在一个长时间段内保持外旋和前臂旋后是很困难的,尽管这应该是训练的最终目标(见图 6.41a,b,c,d)。

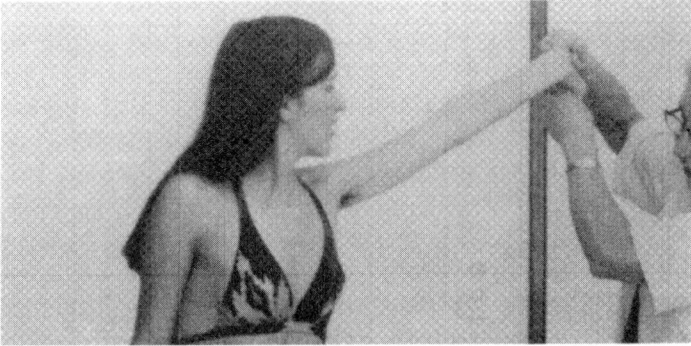

图 6.41a 抑制屈肌痉挛,使"滞空"反应和把握住手臂成为可能。患者向后、向前和侧向运动躯干

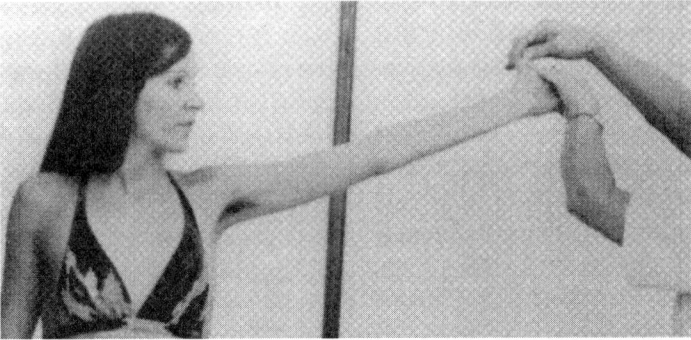

图 6.41b 当腕部屈肌阻力被减少后,只需要拇指外展,手指伸直

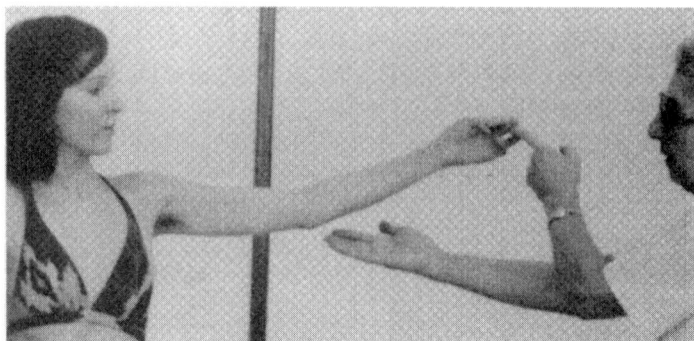

图 6.41c　成功抑制屈肌痉挛后，可以在治疗师较少支持的情况下主动维持手臂的位置。"滞空"反应将成为可能

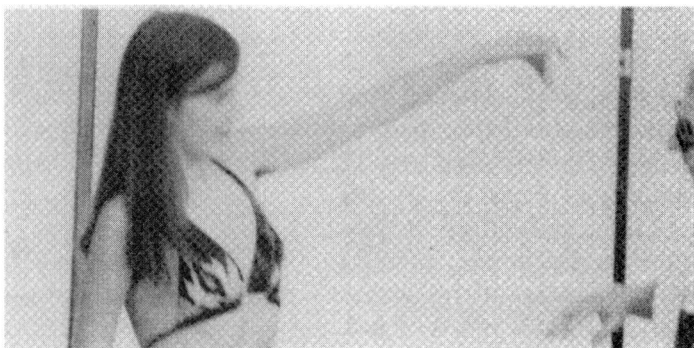

图 6.41d　患者在没有帮助的情况下举着手臂。注意：她仍然不能保持手臂外旋

如果患者的手臂是弛缓的而不是痉挛的，为了在水平外展时使三角肌收缩而举着手臂，可以通过突然且毫无征兆地放下手臂来易化，但让手臂只是下降一点点，然后再向上举起。在手臂落下时马上举起的反应，可能是通过三角肌和冈上肌内部的突然拉伸产生的保护性保持反应。然后患者可以立即利用这种收缩，即在其效果消退之前，再次抬起手臂。然而，如果有任何屈肌痉挛，这个策略将不会奏效。

另一种激活弛缓的手臂主动伸展的方法是我们称之为"推—拉"的技术。握住患者伸展的手腕和手指，将患者的手臂侧向上抬高至水平或高于水平的位置，然后通过他的手，快速地拉拽，接着是推他伸展的手臂。这刺激了肘关节的动态伸展和肩部的保持反应动作。患者现在会觉得他可以伸展手臂而不会使其僵硬,因为通过快速地推拉伸展的手臂,治疗师抑制了屈肌痉挛。这种抑制和刺激的结合是非常有用的,应该在患者手臂的任何方向上进行,如侧向、向前和对角以及逐渐向下的方向上进行。当肩部和肘部得到充分的激活时,治疗师放开患者的手,他应该在没有帮助的情况下举着他的手臂。

如有必要,抑制屈肌痉挛必须在上述所有"滞空"反应操作期间进行。即当患者的手臂变得沉重和无法控制,或当患者手臂向下压被治疗师注意到时进行。

现在他可能会在肩部抬起时把握住手臂并使前臂伸展。但当要求他屈曲肘关节,以让其手能够接触身体或脸时,其手臂的屈曲和前臂的旋前模式、躯干侧屈肌向下的压力以及肩胛带的回缩模式会造成不利的作用,使他不能把握住举着的手臂。然而,对于功能性的使用,如吃饭,穿衣和其他活动,这些又是必需的,即他的肘关节应该能够屈曲和旋后并张开他的手去抓握,同时在肩部把握和稳定他抬起的手臂。因此,治疗应朝着获得肘部单独运动且不跌落的目标进行。

肘部单独运动和控制训练

在保持上臂支撑的情况下,首先练习肘部的控制性动作。关节屈曲,即使是旋后状态的屈肘,通常不会对患者造成问题,因为它是在屈肌痉挛的情况下进行的,但返回到伸展却是困难或不可能的。在仰卧位或坐位时,患者可以将伸展的手臂朝向头顶举着。然后要求他屈曲他的肘部,用他的手掌触摸他的头顶,而不使手臂在肩部落下,接着让他将手移动到另一边的肩部,最后再回到他的头和头部上方。还可以让他触摸另一侧的耳朵,然后将他的手移到肩部和下降到手臂上,就像给自己洗澡一样。每当他向下移动他的手时,他应该能够再次抬起它。他应该保持肩部向前,必须防止肩胛带的任何回缩,如果有必要,治疗师可以从后面支持他的肩部,并保持向前。治疗师也可以将手指放在肩胛骨内侧,向外侧移动肩胛骨,以抵消患者肩胛骨向内侧固定的倾向。

　　也可以在患者患侧卧位,手臂伸展并充分外旋的情况下练习肘关节的单独运动。同样,他的肩部应该向前放置。然后,要求他屈曲肘部,使他的手可以放在嘴边,然后再回到伸展位。肘部的这个运动动作应该是缓慢的,在每个阶段都要有控制,因为当肘部屈曲达到 90°时,前臂倾向于旋前和跌落。如果出现这种情况,他就可能无法再次伸展肘关节。同样的运动动作也可以在仰卧时练习,患者的手臂水平外展,或在该侧稍低一些。然后,他应该用旋后的手触摸肩部。坐位时,最好是将前臂放在桌子上,保持肩部在前,以避免肘部屈曲和肩部回缩模式。肘关节屈曲旋后,使他的手能移到嘴和对侧的肩部或耳朵。事实上,他将学会的运动控制动作,是他之后功能性使用患侧手所需要的。患者的手应保持张开,并避免肘关节充分屈曲时出现旋前和垂腕。

　　到目前为止,患者的上臂一直是由台面支撑和稳定的,但现在,患者应在肩部把握并控制住手臂的同时,逐渐练习上述的肘关节选择性运动(见图 6.42a,b)。

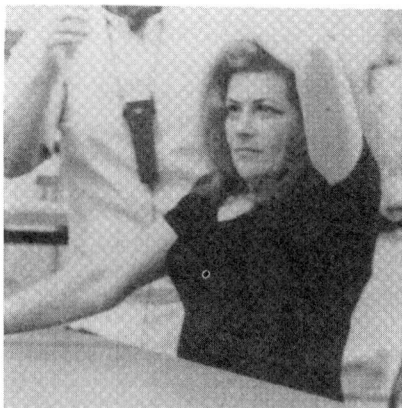

图 6.42a　在肩部把握上举的手臂同时
　　　　　肘部的单独运动
注意:治疗师的右手防止肩部回缩。

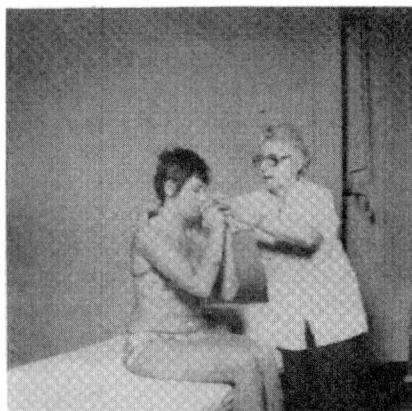

图 6.42b　运动紧扣的双手到面部

患者居家应该做的运动

在患者出院之前,家属应得到良好的指导和培训,以了解患者的综合管理,并能够帮助患者进行锻炼。

以下练习最终可以由患者在没有治疗师的帮助下完成,并且应该在家里尽可能多地进行,以延续治疗。它们必须是治疗的一部分,但只有那些患者能独立完成的课题,才可以自己在家中练习。

患者双手紧扣,患侧手拇指置于健手拇指之上,以确保拇指尽可能外展。他的手腕应该处于半旋后和伸展状态,必须避免患侧前臂旋前。在坐或站的时候,他把手举过头顶(见图6.43)。双侧肘部必须在同一水平,患侧的手臂不应在肩膀处向前拉。然后,他应把紧握的双手放在脑后,随后再次抬起。接下来,再把紧握的双手放在胸部,确保患侧手臂不会向后拉或掉下。再将放在胸前的双手向前伸展,这样他的手就可能碰到墙,如果可能的话,碰到挂在墙上的镜子。因为肩膀的下压,患侧手臂往往会比健侧手臂低,这应该被抑制。如果患者觉得这样做有困难,他可以再次将双臂举过头顶,并将躯干向健侧侧弯,以释放患侧躯干及肩胛带侧屈肌的向下的拉力。然后,他应该再次向

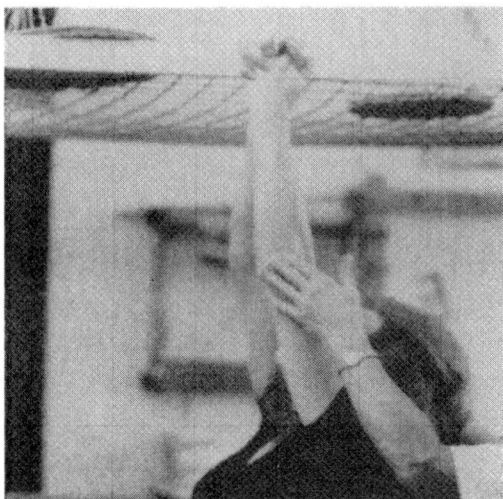

图6.43 将双手放在头顶上之前,双手紧扣抬高手臂

注意:当患者屈曲肘关节时,治疗师帮助保持上臂向上。

前移动他伸展的手臂对着一堵墙。这时他会发现,这样更容易把患侧手臂把握在与健侧手臂相同高度的水平上。

患者可以做双手紧扣的练习,以改善手腕和手指的伸展——转动紧扣的双手,使手掌朝前,手背抵住胸部。然后,他将手臂伸过头顶,再回到胸部,并向前抵着镜子或墙(见图6.44a,b)。双侧肩膀和肘部应该保持水平。现在他的双手平贴在墙上,向上、向下和向健侧滑动,并用健侧帮助他患侧肩膀向前移动。站立的时候,他也可以把他的手放在桌子上,以支撑自己。他的手保持在桌子上,肩膀向前,人向后走,以获得躯干的良好伸展,然后仍然用手支撑着再向前走(见图6.44c)。当他可以双手紧扣的时候,他就可以练习面朝墙站立,张开双手平放在墙上。在治疗中这样做时,治疗师应该帮助患者外展他的拇指和扩展他的手指(若在家里,他首先可以用健侧手这样做)。然后他可以屈曲和伸展肘关节,其手继续保持伸展并抵在墙壁上(见图6.45)。当他能使患手抵着墙壁时,他可以转动他的健侧,患侧手继续贴在墙壁上,肘关节伸展,手臂水平外展,以这种方式主动抑制屈肌痉挛。

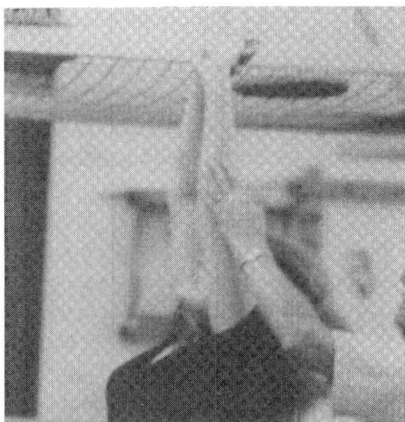

图6.44a　患者抬起双臂,双手紧扣转动手掌朝上和向前

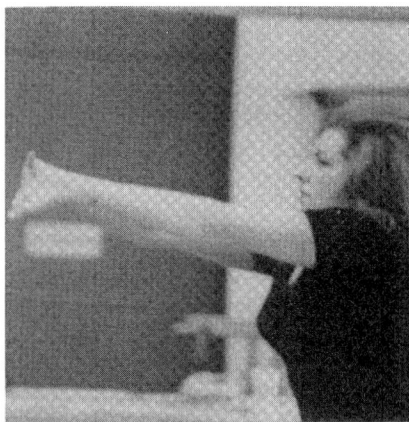

图6.44b　相同动作手臂向前

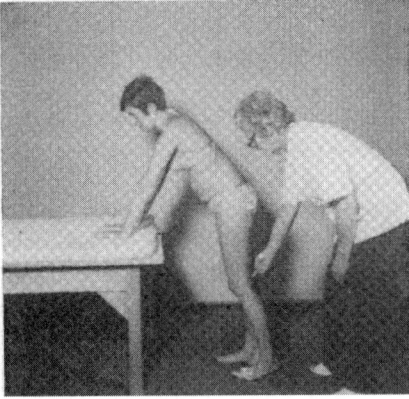

图 6.44c 手掌放在桌子上向后迈步,或者双手紧扣,或者手掌向下

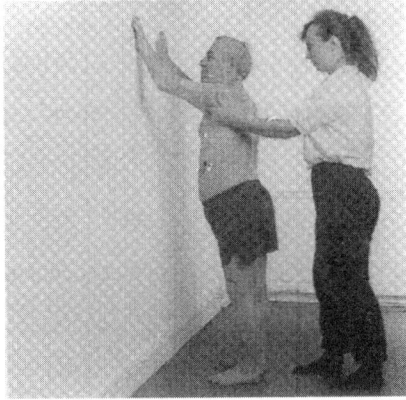

图 6.45 双臂举起,双手抵墙,手掌平放
注意:治疗师在肩部支持手臂,防止向下压。

治疗师可以创造出上述技术的无限变化,以使对患者的治疗变得更有趣。

相对恢复阶段

能达到相对恢复期即第三阶段的患者,一般是在开始时病情不严重,自然恢复比较好,或治疗效果比较好的患者。这些患者现在将能够在没有辅助的情况下步行,也就是说,不需要使用拐杖,可以使用患侧手臂作为支持,可以握持一个放进手中的物体。然而,他们可能无法使用手进行操作或在操作时有困难。有这些功能障碍的患者,能够去工作,并被引导在社区中独立生活。对于这些患者,应该进一步改善他们的步态质量和让他们更好地使用患侧手。

在步行和平衡方面获得改善可能是很容易的,在使用患侧手简单地抓取和释放,并作为健侧手的"支持"也会比较容易。然而,在许多患者中,单独使用手指,特别是拇指和示指,或许是难以获得的。即使是有恢复到独立手指运动可能性的患者,也可能会由于感觉缺陷使他"忘掉"他的手,也就是说他只有在想到手时才会使用手,而不是像正常情况下那样自动地使用手。

在这个阶段,痉挛是轻微的,因此,并不会妨碍运动。然而,当患者过度用力、快速行走或激动时,仍会出现短暂的痉挛增加,协调也会随之恶化。从而使他的膝关节和足变得僵硬,手臂和手的屈曲增加,手指的操作变得困难、笨拙和缓慢。例如,他可能能够运动单个手指,甚至在不需要握住或操纵物体,也不需要对抗重力举起手臂的情况下拇指和示指对捏。然而,当试图使用相同的动作在与自主努力的技能结合时,其手指将弯曲和僵硬。在大多数患者中,肘关节、手腕和手指以及膝关节、足踝和足趾的小的局部运动是不可能的。尽管患者可以屈曲和伸展他的下肢,但他的屈曲是以一个屈曲和外展的总模式进行的,伸展是与内收内旋和跖屈足踝及足趾相联带的。当他屈曲下肢时,可能会背屈足踝和足趾,但当下肢伸展时就不能了。他的肢体在整体上可能会有很大的功能,但缺乏选择性运动,也缺乏对原始的运动部分必要的变化和不同的组合,呈现异常的整体模式。然而,这种整体模式的分离,即总协同作用的分解,不仅使选择性运动成为可能,也能使这些运动重新组合成新的不同的功能模式。在一次关于痉挛的讲座中,神经学家丹尼斯·威廉姆斯博士解释了抑制在产生孤立运动中的作用:

　　　"用你的示指招呼别人,不要以为你只是收缩了你手指的内在屈肌,其实你是在抑制整个手臂的屈曲。"

在治疗中,基于选择性运动执行的抑制性治疗干预是在患者运动肘关节、手腕或手指或踝关节和足趾时,通过阻止其他关节的运动来完成的。

改善患者步态的治疗

如果要进一步改善患者的步态,就必须使患者的膝关节、踝关节和足趾的背屈以及跖屈运动更加有选择性,而不是依赖于髋关节的位置和运动。足踝和足趾的充分背屈对正常步行和足跟—足趾触地是必不可少的。对于站立时患侧下肢的平衡反应也是必要的,如防止向后跌倒的保护性姿势反应(见图6.46a,b)。在治疗未获得这种反应之前,我们不能期望或指望从足跟到足趾的触地。如果患者能像刚学会走路的孩子那样,在学会先把足跟放下之前,将整只足安全地放在地上时,治疗师就应该感到比较满意了。

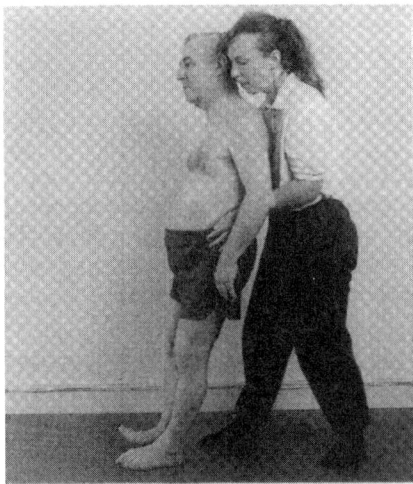

图6.46a 患者向后运动
注意:右足正常背屈(正常平衡反应和患侧足无平衡反应)。

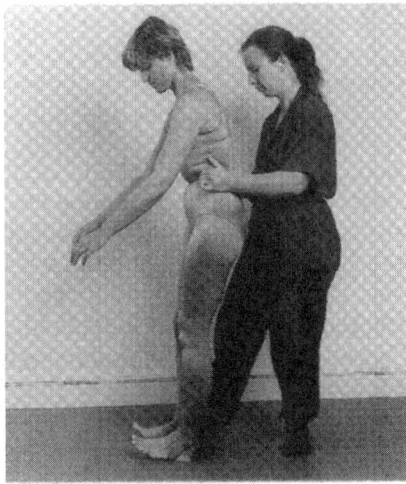

图6.46b 正常人向后运动
注意:踝关节和足趾背屈,手臂向前头亦向前。

在行走中,为了使体重能够充分转移到站立侧下肢上,需要踝关节背屈超过90°。这是在迈步姿势中练习的,即健侧足向前,让他将髋关节尽可能向前移动到健侧足上方。患者应将患侧足后跟保持在地板上(见图6.47)。这时患者应放松膝关节,屈曲并向前运动,当他的足后跟离开地面时,足趾应该保持并充分地背屈。在这里,可能需要治疗师帮助,以避免足内翻,因为如果患者足跟推地面就会发生这种情况。然后将这个动作逆转过来,即让患者把他的足跟再次回到地面上,他不应该把它推下去,而是轻轻地放松小腿三头肌和髋屈肌,使他的髋关节保持向前和伸展。这些交替动作应该重复几次,然后,当没有伸肌痉挛和足趾对地面没有压力时,再让他向前迈出一步。治疗师可能仍然需要在足的背屈和旋前中控制他的足。患者应该用他的膝部引导并保持髋部下降,还应该让他向前和向后进行小的踱步。后退步是在足跟引导下完成的,治疗师控制背屈足时不应感到有向下的压力。

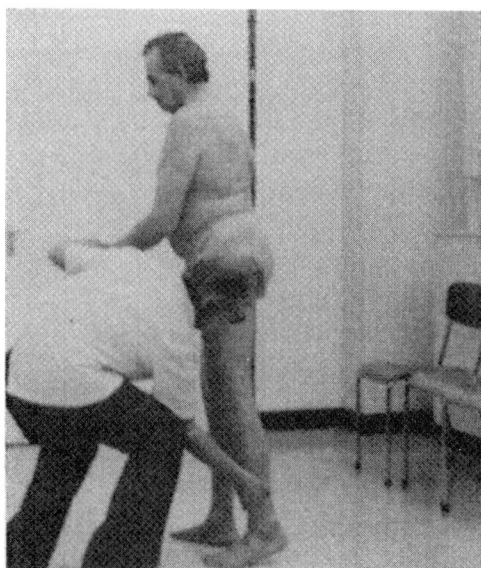

图 6.47　当患者健侧下肢向前行走时,基于患侧足背屈的治疗

在摆动阶段,也可以让患者将患侧足放在装有足轮的小滑车上,并通过髋部和膝部的向前、侧向、向后来练习机动性运动。整只足应保持在小滑车上,这可以让患者感觉在行走时是如何运动他的下肢的,并防止了不希望的向下的压力(见图 6.48a,b)。这个小滑车也可以用于健侧足的运动,以改善站立时患侧下肢的平衡反应。此外,在坐位时,可使用小滑车使患侧膝关节独立运动,特别是将小滑车向后移动到椅子下方的运动练习。

患者自己可以通过把患侧足放在他面前的一对平秤上,来学会检查和控制他对患侧下肢施加的任何压力。他应该观察秤上显示的重量很少或没有。然后,平秤被对角地放置在前面和旁边,这样他就能

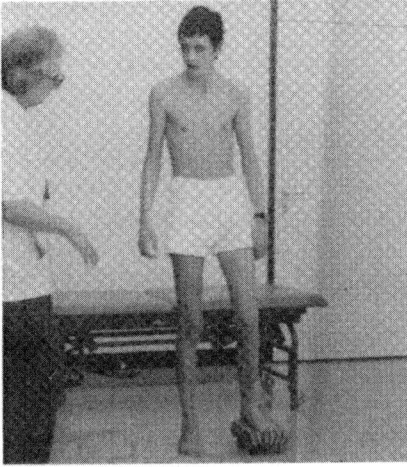

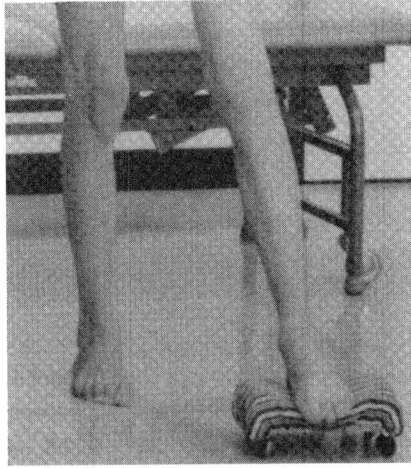

图 6.48a　用患侧下肢向后方移动小滑车　　图 6.48b　向前方移动小滑车

学会在不同的方向上控制迈步。他的足应该非常缓慢地抬起和放下来测量。同样的操作也可以用于患侧下肢站立练习，把健侧的足慢慢并轻轻地放在秤上，这样患者就必须在患侧下肢上保持平衡。还可以使用两个平秤，每只足一个，这样患者就可以看到并控制他在每条腿上加了多少重量。当摆动阶段的控制得到改善时，可以要求患者步行走路，但不是立即将重心放在患侧下肢上，而是要求用足趾轻轻地快速地向地面轻触。然后让他抬起他的足，进行一个适当的迈步，这时可以把体重放在下肢上。这种"轻触"可以防止足部对地面施加不适当的压力，造成膝关节僵硬。更好的做法是让患者在两步之间重复做这个动作，而不是只做一次。也可以用健侧足进行这样的练习，这会使患侧下肢站立和保持平衡的时间比其他情况下更长（见图 6.49a）。这个动作应该能够限制他的髋关节和膝关节，并且避免了他的骨盆向上提拉。当他可以自由地移动他的膝部时，他就可以逐渐将患侧足向后移动到健侧足后面。用健侧足轻触地面，这样既可以易化步行中患侧下肢的负重反应，也会抑制健侧下肢快速向前摆动的过度代偿，从而获得患侧下肢负重和平衡控制的功能。

　　为了改善患者患侧下肢的平衡反应,治疗师需将患者的体重转移到该侧下肢上并站在这一侧,握持住患者的手,使他的手臂伸展和外展,同时防止他的肩带向下拉(见图 6.49a,b)。鼓励患者将头侧向健侧并且使健侧的手臂和下肢在该侧抬起和外展。当他能较好地做到这一点时,就要求他交替做患侧下肢膝关节屈曲和伸展的小范围运动。

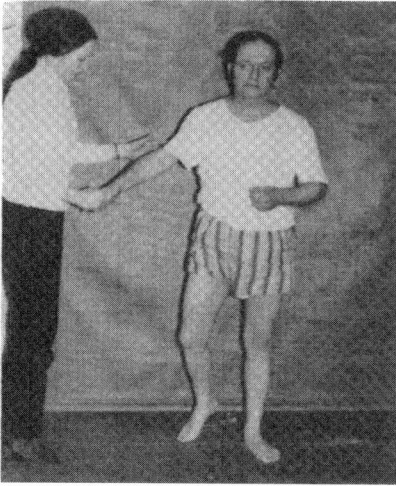

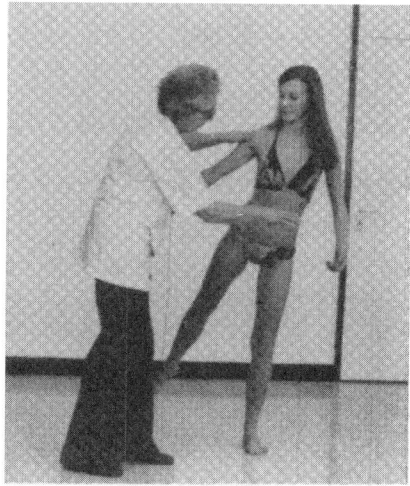

图 6.49a,b　易化患侧负重和平衡反应

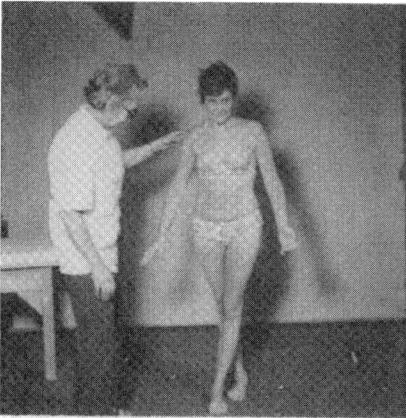

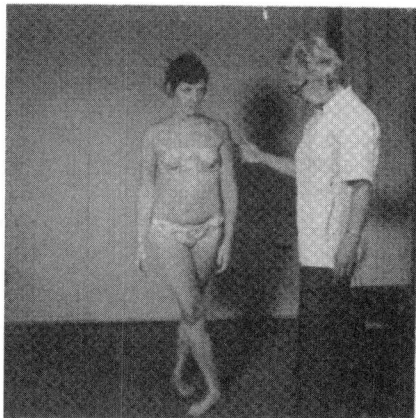

图 6.50a,b　两下肢交叉站立,练习患侧下肢负重和平衡反应
注意:练习骨盆旋转。

　　"交叉"站立和步行是另一种提高平衡和髋关节控制的方法,也是步行时骨盆旋转的一种准备。这有助于患者练习有一定难度的转向健侧的运动,因为患者不能带动患侧充分向前(见图6.50a,b)。

　　当双下肢交叉站立时,双下肢均应该向外旋转,这样双足的足趾就会指向对方。当患侧下肢在前面时,他的髋关节应伸展并带向前面。当他足够安全,可以站着不动并保持平衡时,他的髋部可以从一边移动到另一边,或者向对侧旋转。然后,要求他将健侧足向前移动并交叉穿过患侧足。他应该慢慢地做这个动作,以便尽可能长时间地将全部重量放在患侧下肢上。治疗师必须防止在后面的膝关节过度伸展,为此可以通过稍微屈曲膝关节来触碰健侧膝关节的后部来防止。然后患者应再次将患侧下肢前移并交叉穿过健侧下肢,但除非绝对必要,他不应将其外展。这个动作是非常有用的,因为他必须屈曲他的膝关节,使患侧下肢过渡到健侧下肢的前面,而不使髋关节环切划圈。

　　向前向后步行要交替练习,比如后退几步,再向前一两步。当后退一步时,患者必须屈曲膝关节,并且不需要向上提拉骨盆。因此,向后走的练习可以改善向前走的效果。当足尖在后面触地后,逐渐放下足跟,然后再将重心放在该下肢上。要求他保持髋部向前伸展,这样可以防止膝过伸,并使踝关节充分背屈(见图6.51)。应在每步之间练习向前和向后的重量转移。

　　当步行时,治疗师应在患者的患侧。保持患者的手臂以外旋和伸展的方式在体侧,且稍微向后斜。其手腕和手指应该伸直,拇指外展。治疗师也可以在患者身后让其练习步行,如前面所描述的坐在凳子上时的双臂向后伸并被握持住的那样。然后让患者步行,在用健侧下肢迈步之前,将髋部向前移动到患侧足的上方(见图6.52)。当他的体重落在健侧下肢上时,让他在患侧下肢迈步之前停下来片刻,这样他就有时间放松膝关节,使患侧骨盆下落,并阻止自己将足推到地面上,接着才可以向前迈步。

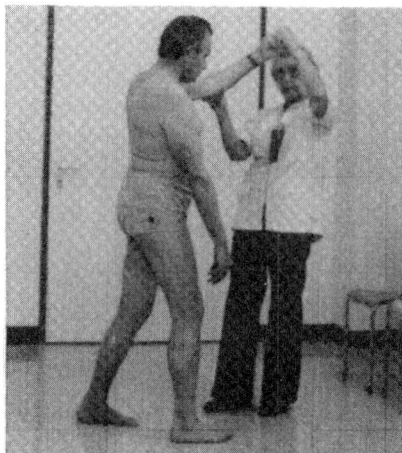

图 6.51　患侧左下肢向后迈步,足跟着地,有助患侧下肢的平衡和体重转移训练

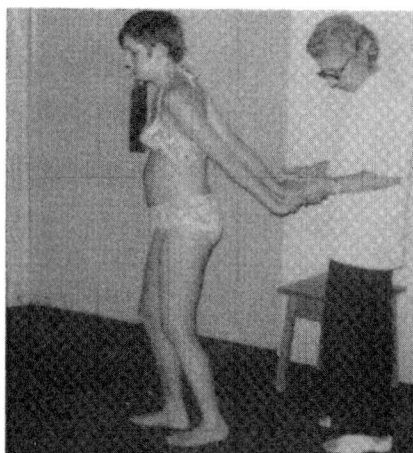

图 6.52　在用健侧下肢迈步前,握持手臂向后伸展然后步行,有助于髋关节伸展

　　骨盆和肩胛带的旋转是提高步行协调性的必要练习。肩胛带的旋转使手臂摆动成为可能;骨盆的旋转通过抵消下肢屈肌和伸肌的整体模式,可抑制下肢的痉挛。旋转可以在身体两侧产生正常的相互作用。在不旋转的情况下,患者是将整个健侧向前移动,然后拖动患侧跟随,即他先用一侧移动,然后以较小的幅度移动另一侧。这种两边的分裂是通过旋转运动来避免的,因为这是两边的相互作用和交替。随着旋转,肩胛带的"下沉"和骨盆的上拉通常会减少或消失。此外,当患者的肩部向后旋转时,刚好是他的足着地并完成一个迈步之前,从而防止了足的内翻(见图 6.53a)。

　　患者可先站立练习旋转肩胛带。让他从一边到另一边摆动双臂,旋转他的躯干,用一只手触摸另一边的大腿。若在步行时练习同样的动作,治疗师应站在患者面前,在她倒着走时用双手握持住患者。当患者迈步向前,比如说在迈右下肢时,治疗师将患者的双臂摆动对角向右,将左臂向前并交叉越过身体,这样他就能用左手接触到他的右侧大腿。当患者将重心转移到右下肢上,用左足迈步时,治疗师反转他手臂的运动方向。手臂有节奏的摆动和躯干的旋转有助于形成较正常的行走模式。患者手臂的运动要把握好时机，以配合他的步伐。然后可以让患者在没有帮助的情况下继续这个过程。

另一种更好的方法是，让患者在步行模式中引入旋转，这可以由站在患者身后的治疗师帮助旋转患者的髋部或肩胛带来完成。如果她想引导他的下肢运动，最好是旋转他的骨盆，如果她想要更多的摆动手臂，她可以转动肩胛带。治疗师应避免将其中一侧作为一个整体来对应另一侧（见图 6.53a，b，c）。患者可在站立时无须治疗师的帮助来旋转骨盆，并且在步行时继续旋转骨盆。如果他恢复到以前的异常步行模式，整个身体的一边对着另一边移动时，他应该再次站着不动，扭转几次骨盆，然后再行走。

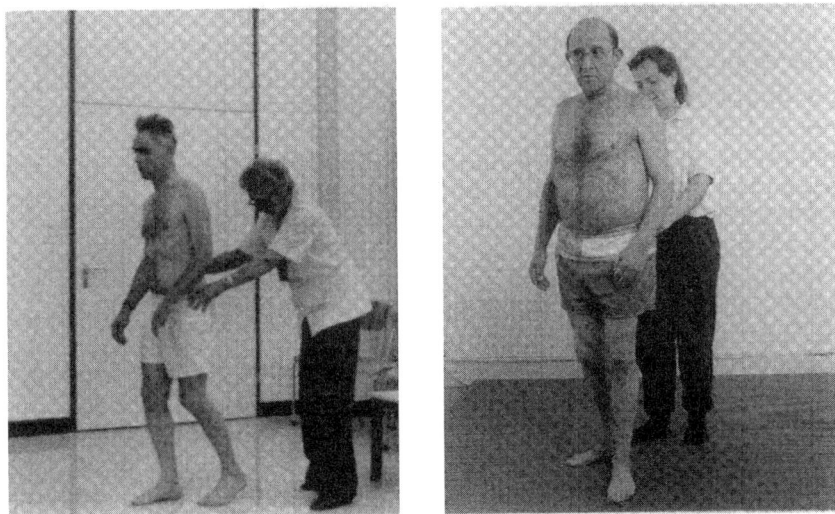

图 6.53a,b　患者步行时骨盆旋转可使双下肢外旋，从而改善平衡和步行模式

相对恢复期物理治疗与职业治疗的整合

手臂和手的治疗

第二阶段（痉挛阶段）和第三阶段（相对恢复阶段）的治疗是重叠的，以前所做的治疗工作应该继续下去，现在可以同时进行其他活动

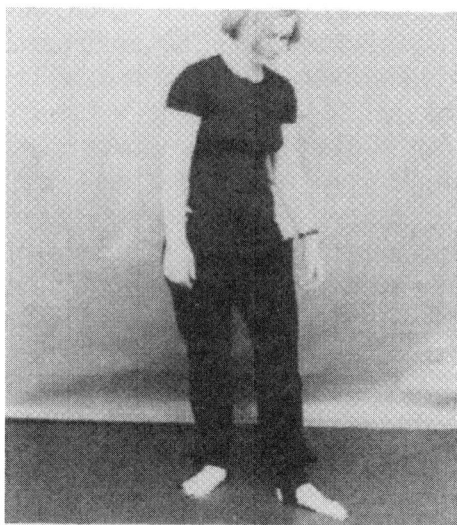

**图 6.53c　左侧骨盆向后旋转易化
下肢外旋和足外翻**

的练习。在这些阶段,物理治疗师和职业治疗师之间的密切合作是至关重要的,以确保患者在物理治疗中学到的功能运动能在职业治疗中得到应用,并从这里进入日常生活。这在双侧手臂和手的使用方面更是如此,在某些情况下,无论手臂在肩胛带和肘部的位置或运动如何,都可以使用患侧手进行独立的抓握和释放。物理治疗师和职业治疗师都必须以同样的方式评定患者的问题。职业治疗师应了解物理治疗师使用的治疗原则和方法,反之亦然。如果这两个学科以不同的目标和不同的方式发挥作用,就有可能出现相互矛盾的局面。职业治疗师可能会强化异常的运动模式,加重物理治疗师试图防止的痉挛。另一方面,物理治疗师可能不知道患者在职业治疗中希望学会什么,因此不能在治疗中准备这些活动。患者必须通过重复相同或至少相似的活动来学习以不同的和比较正常的运动方式进行练习。

　　作为良好合作的第一步,治疗师应该一起对患者进行第一次评定。然后,在必要时随时地进行重新评定。例如,她们应该交流关于治疗的思路,并找出在物理治疗准备好之后,患者可能会在职业治疗中做什么。具体问题要讨论,克服问题的办法要一起试验。

　　在治疗中,职业治疗师应避免造成患者的努力和紧张。我们已经多次提到,任何努力,尤其是自愿的努力,都会增加痉挛。这会在刻板的异常模式中表现出来,而这些模式对功能性技能是无用的。在休息时手臂和手可以活动,但当患者努力使用它们时,它们就会变得僵硬。患侧手臂的痉挛程度不仅由于努力使用患侧手而加重,而且也会由于努力使用健侧手而加重,随之产生联合反应和相关的异常模式。

对于那些不能使用手臂或手的患者,职业治疗师首先帮助他尽可能地独立生活,为此应教他如何用健侧手进行自助。在某些情况下,患者可能不得不无限期地依赖他健侧的手。这是遗憾的,因为它会产生和增强整个患侧的痉挛状态;一段时间后,这可能导致患者完全否定患侧的手臂和手。他将不再关注自己患侧的手臂和手,从而忽略了它们。他会简单地把胳膊垂在身边,或者把手塞到桌子底下不看它。然而,即使患者的手没有功能性使用的潜能,他的躯干和手臂也必须进行双侧活动训练。这就是为什么在早期阶段让患者意识到他的手臂和手,并学习感觉和认识到它们是身体一部分是如此重要的原因。如果一开始健侧手臂和手被允许单独使用,他之后就难以做到这一点。因此,在任何时候,他患侧的手臂和手都应该置于他的身体前面,使他可以看到它们,而不是无助地垂挂在他的身体一侧。在坐着的时候,患者的体重应该在患侧的臀部,在站立的时候,例如,在工作台或黑板前,水池或脸盆前时,他的体重应该在患侧下肢上。如果在开始时和之后的任何一段时间内都鼓励患者完全朝向健侧,患侧肢体将失去感觉和运动恢复的潜能。他可能会使用痉挛状态的屈肌抓住一个物体,但很难释放它。这使得最简单的功能都难以实现。同样,如果一个患者能够使用他的患侧手,并做一项任务,他会立即变得紧张和兴奋,他会怀疑自己是否能完成要求的运动动作,他尝试但可能不成功,或者他可能付出很大的努力来完成一个小而笨拙的运动动作。紧张和兴奋反过来又会加重肌肉的痉挛状态,使运动变得更加困难或不可能,从而产生一个恶性循环。因此,职业治疗师不应要求进行"自愿"的动作,而应进行一个同样或类似模式的更"自发"的动作,即让患者无需"思考"就能进行的动作。这个动作最好是在游戏的时候做,如当他说话或伴随着音乐或节奏时,或让他数数时做一个手势动作。有时,这种自动的动作可能是由治疗师控制着患者的健侧手,以阻止他用健侧手来启动这个动作而引导出来的,从而让患者先用患侧手,而且是比较自发地使用。

对于任何物体的操作都需要多种多样选择性的运动组合。手的动作要独立于手臂在肩部和肘部的位置。无论手臂是抬高、外展、前屈或垂于体侧,患者都应学习张开和并拢手指,并让拇指和其他手指相互对指。应该教他如何在肘部伸展或屈曲、旋前和旋后的情况下做到这一点。手臂和手的运动模式可能仍然显示出前臂旋前和屈曲的优势。因此,在旋前状态下,所有需要手臂和手屈曲的动作对患者来说都比较容易,但前臂旋后、伸展和需要拇指和其他手指外展的动作则比较困难。他的外侧三个手指通常可以伸展和活动,但拇指以及示指仍然会僵硬地屈曲,不能使用。患者可以较好地伸出手抓住勺子,但当用旋后的姿势要把它送到嘴里就比较困难了。如果他试着这么做,他的手指可能会张开,勺子随即掉落。通常在肘关节屈曲和旋前时抓握有可能,但释放仅在肘关节旋后和伸展时有可能。让患者屈曲和旋前肘关节拿住并转移物体相对容易,但当他的手臂前伸过头顶时,他的手就会张开,他就不能拿住物体了。这说明不仅仅是手臂在肘部和肩部的位置决定并限制了他的手抓握和释放物体的能力。同样的例子还有:例如患者能够拿住梳子举到他头的上方,但是当他屈曲肘关节使用梳子时,他将不能运动他的手臂梳理他的头发,或者当他试图运动时,梳子会从手中掉落。这些困难是由于他无法"分离"屈曲或伸展的整体模式,并通过抑制不属于随意活动的运动来组合这两种模式的不同片段而造成的。

福和福(1963)指出:

"大脑的抑制服务于脑脊髓功能展示的经济性。通过特殊的抑制作用,原始反射被抑制或从属于高级的反射和反应。因此,大脑的进行性抑制易化了机体应对内部和外部刺激的协调调节。
这对于进行细致的、不同活动的发育或发展至关重要……"

在婴儿和幼儿中可以观察到抑制在选择性运动模式发育中的作用，并且许多基本的模式可以在猴子和高等猿类中看到。在手和手指成为精密仪器之前，手作为一个整体是用来抓取的。幼儿手抓握时，所有手指屈曲，拇指内收，手臂整体保持屈曲并旋前。在这个阶段，由于手臂屈曲和旋前的位置，第三和第四根手指是最强的。随着全身肌肉组织的伸肌张力增加，手臂伸展，手指张开，婴幼儿学会伸出手臂去抓住一个物体。在这个阶段，孩子也开始用手臂来支撑。手臂和手的外展及外旋与伸展一起发育，随着旋后的能力，桡侧的手指变得更加活跃，直到大约十个月大时，拇指和第一根手指获得解放。在这个阶段，拇指和示指可以相互对捏，孩子可以用它们拿起一个小物体。

抑制那些不必要的并且可能会干扰某种特定活动的运动部分时会产生大量的各种各样的运动反应，而正是这些反应使正常人能够执行各种操作技能。但偏瘫患者不仅缺乏必要的各种各样的运动模式，而且还不能将各种运动模式结合起来。例如，他可以分别握持住或操作一个放在桌子上的物体，但他不能同时握持住和操作它们，或者当手臂上举时握持住和操作它们。

手臂的屈曲和旋前使手腕以及手指的伸展和手指及拇指的外展变得困难或不可能。手指活动的恢复通常如婴幼儿那样从第四和第五指开始，但由于手过度旋前和尺偏，可能不会向桡侧进展。如果可以实现旋后，患者将可以学习使用拇指和所有手指。当他的手臂完全伸展时，他可能会学习伸展和外展他的手指和拇指，但当手臂屈曲时就不会了。在前臂屈曲位置他可能学会旋后，但在这个位置，他将难以握持物体，因为旋后的总模式将产生手指的伸展和外展。然而，在这个姿势下，他或许能够释放物体，而在手臂内旋时，他可能能够抓住物体但不能释放，拇指和示指相对的动作很少获得。有些患者可能会学习用整只手抓握和释放，但手指以单独和离散的动作操作一个小物体则需要一定程度的控制和抑制，这是大多数患者难以做到的。在这种情况下，治疗的目的主要是让患者能用患侧手进行支撑、抓握和释放。

执行技能性运动动作的主要问题是动作的复杂性。他们需要不断改变比较简单、较少选择的动作组合，这是构成技能更复杂组合的一部分。如果大部分的简单动作对患者来说是不可能的，那么他们进行较复杂的组合也将是不可能的。在儿童时期，在孩子准备好使用它们进行熟练的活动之前，这些功能就已经发育了。例如，在大约九或十个月大的时候，孩子可以用示指擦、刮、耙、戳；用示指和拇指捡起小物体；拉、推、挥手、轻拍、拨、扔、释放物体；他可以把物体从一只手转移到另一只手；用一只手搓另一只手，就像洗手一样；他会先探索自己的嘴巴、脸和身体，并在用手指操纵物体之前先用手指指向或触摸物体。这些只是许多简单动作的几个例子，所有这些动作都是将来在不同的组合中使用所必需的，并且需要较多意识参与来完成的任务，如穿衣、脱衣、洗漱、喂食，以及后来的写作和绘画等。这些较容易的运动动作应该由成年患者在职业治疗期间练习，为功能性使用做好准备。事实上，如果职业治疗师能够分析技能，这样她就可以知道患者需要什么以及他们的表现需要什么，这将是很有价值的。然后，她就能找出哪些动作可能被遗漏和停顿了，并安排患者先练习这些动作。

职业治疗师的一个特殊领域是本体感觉、触觉和空间感觉的测试。在偏瘫中，许多运动问题与感觉缺陷有关。因此，改善对热、冷、形状和纹理、物体不同重量等感官形态的辨别能力具有重要意义。知觉和视—动训练以及对"右"和"左"的识别也是职业治疗师工作的重要方面。测试和治疗不应是分开的程序，而应结合在一起，即职业治疗师使用的测试材料也应该用于治疗，患者应不时地重新测试。

由于物理治疗师和职业治疗师的工作目标相同，即以相似的方式准备特定的功能技能，因此两个部门所使用的技术并没有分开介绍。这里以一些插图作为例子。

图 6.54a　患侧手臂向前置于台面上，手张开，手指伸展。患者应控制联合反应，同时用健侧手摩擦僵硬的患侧手臂。患者自己抑制控制屈肌痉挛

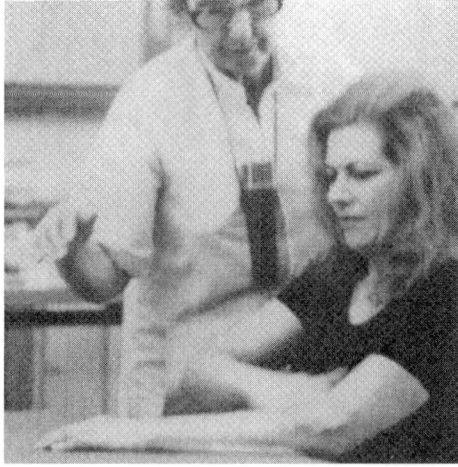

图 6.54b　抬举起患侧手臂，手掌向下置于头顶部。练习肘关节的单独的交替屈曲和伸展运动。手应该只轻轻地放在头顶上，避免向下按压。肘部不能向前拉，也不能向下掉。患者应轻抚头发，就好像梳理或抚平头发

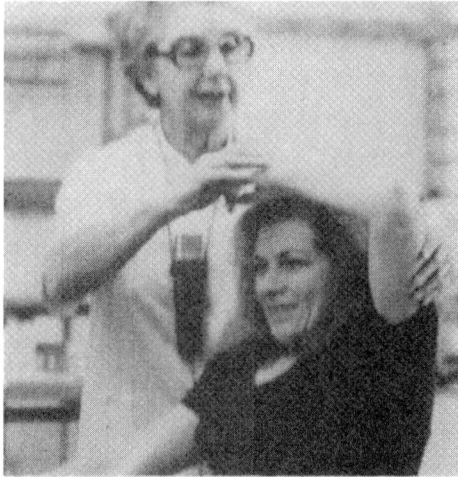

图 6.54c　前臂向前和向上移动，屈肘旋后带动手到嘴。这首先是在不拿东西的情况下进行，之后可以用勺子之类的器具来进行

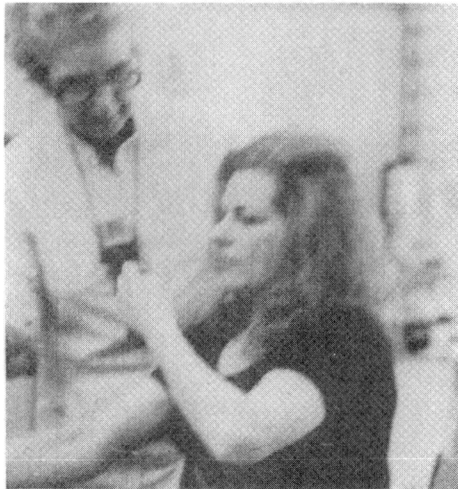

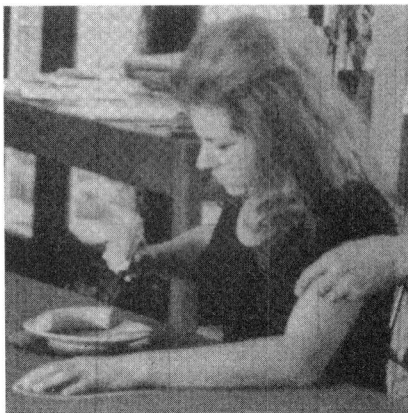

图 6.55a　将患侧手臂向前平放在桌子上，手张开，在使用右手（健侧）的同时控制联合反应（自抑制）

注意：手在桌面上位置标记。

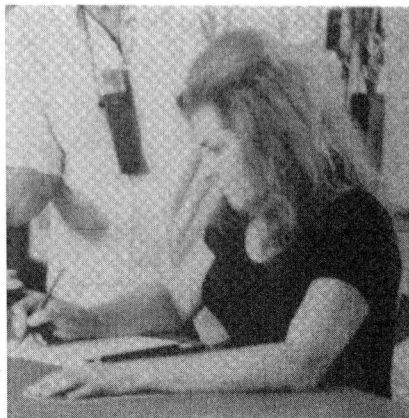

图 6.55b　写作时进行同样的活动

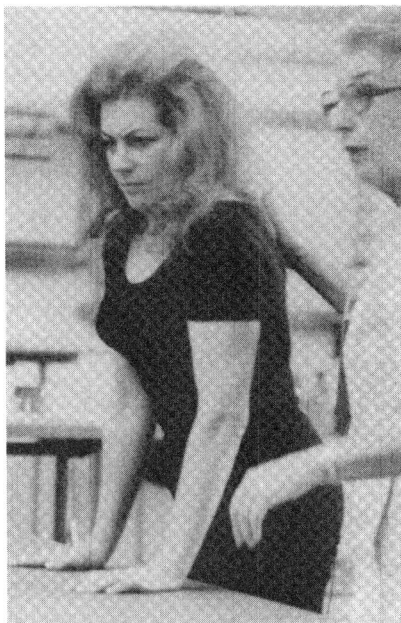

图 6.56a　伸展手臂支撑，肩部向前

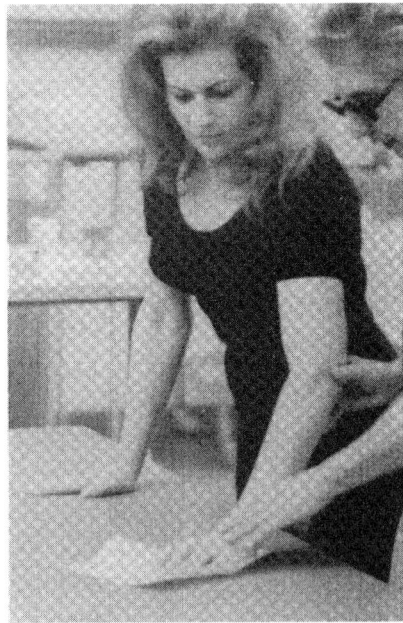

图 6.56b　用患侧手臂擦拭桌面。手臂内收比外展容易

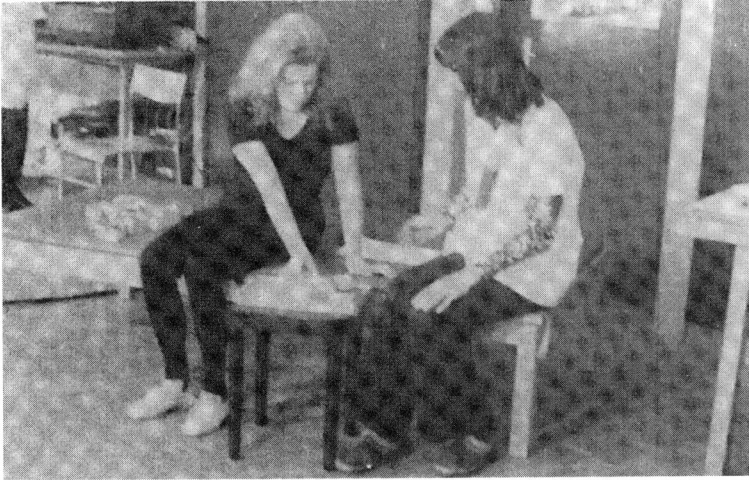

图6.57a　患者坐在治疗台上,用健侧手拿起物体并将它们转移到患侧,这是必要的旋转运动训练

注意:肩胛带的旋转。

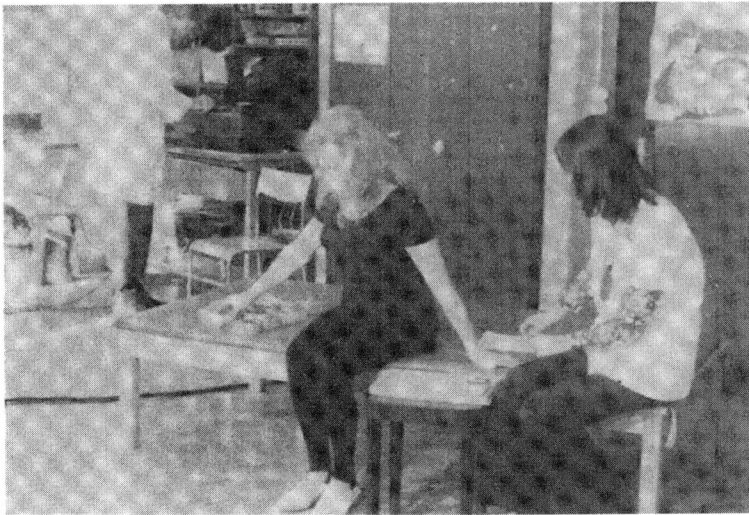

图6.57b　将物体移向患侧时,患者用偏瘫手臂支撑身体。通过患侧手臂支撑,联合反应将被抑制

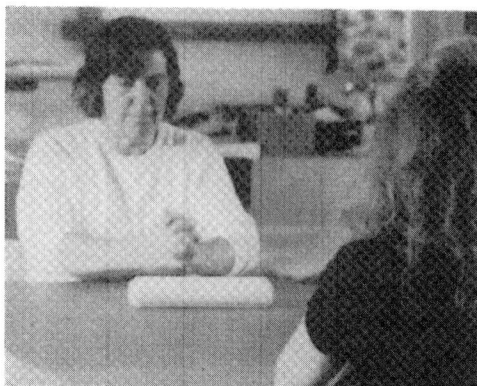

(a)

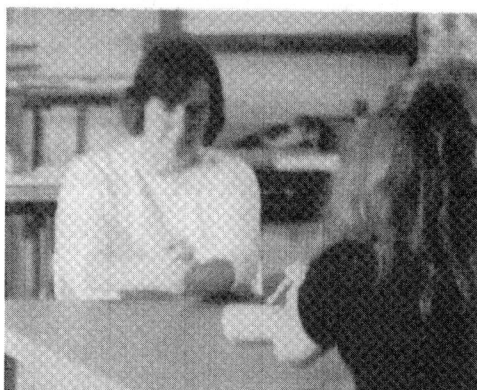

(b)

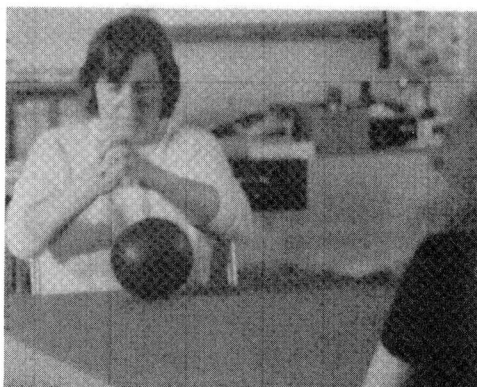

(c)

图 6.58 这些图片显示双侧活动

注意:这些练习可以进行小组游戏。(a)双手紧扣将滚轴推向对方。(b)对面偏瘫患者再将滚轴推给对方。(c)用球做同样的练习。现在,患者必须抬起手臂握持住球,然后再把它推回给对面的同伴。

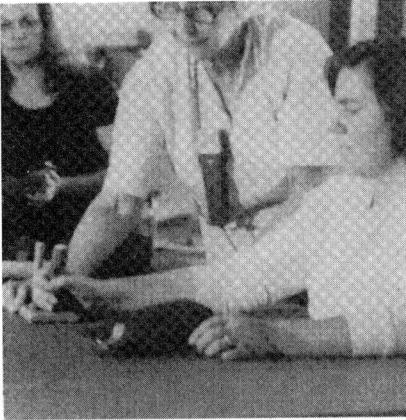

图 6.59a 患侧手握住一根固定在桌子上的直立柱子，肘关节伸展，肩关节向前。这是一种非常有用的方法，可以避免在用健侧手写字、吃饭或绘画时产生联合反应

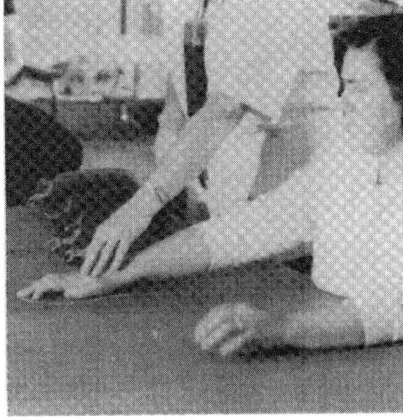

图 6.59b 患侧手臂向前伸展，使用健侧手时使患侧手保持在粉笔记号内

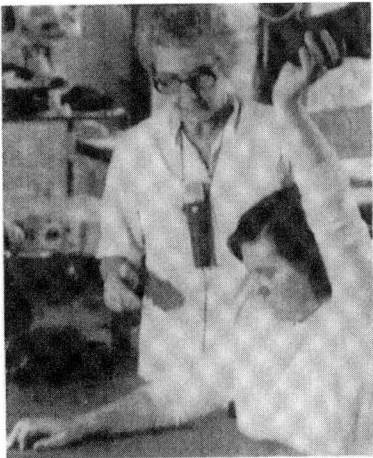

图 6.59c 患者举起重物（如沙袋）时，也必须将患侧手保持在粉笔记号内。举起的重量可以逐渐增加

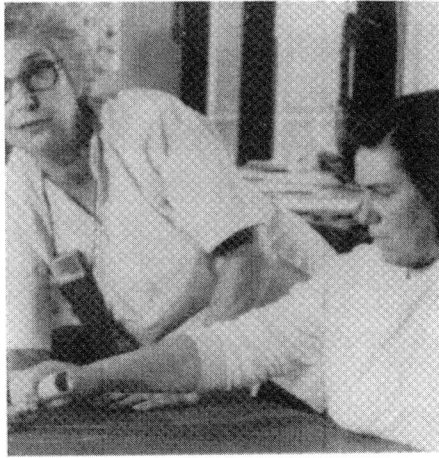

图 6.59d 患者用伸出的手臂握住纸板卷，用健侧手臂举起重物

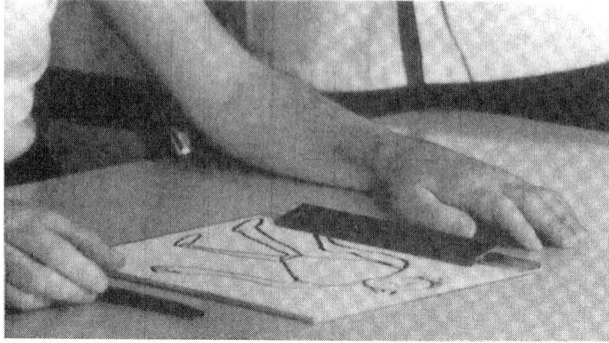

图 6.60　用健侧手画图和患肢放在桌子上，肩膀向前，手张
　　　　开，手指平伸在桌子上

注：图 6.59a—d 和图 6.60 显示的是训练患者的抑制性控制，即自
抑制。

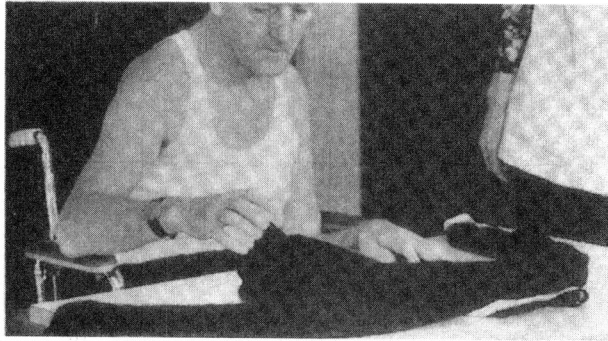

图 6.61　穿衣前准备套衫以训练知觉。尤其是在左侧偏瘫
　　　　患者中，这是很有必要的

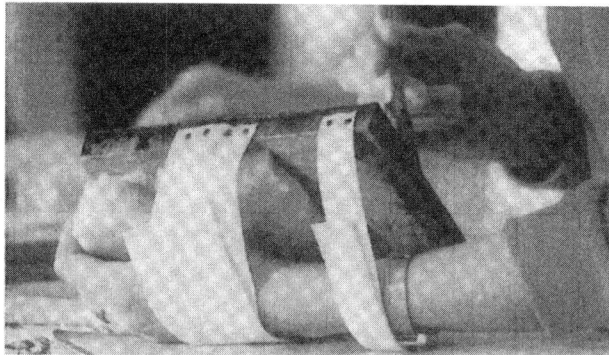

图 6.62　为印刷做准备，将纸板附着在患侧手上涂抹油彩
注意：为了达到这个目的，患者就需要前臂旋后。

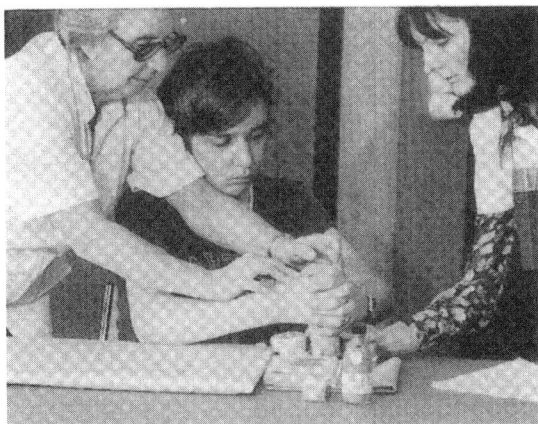

(a)

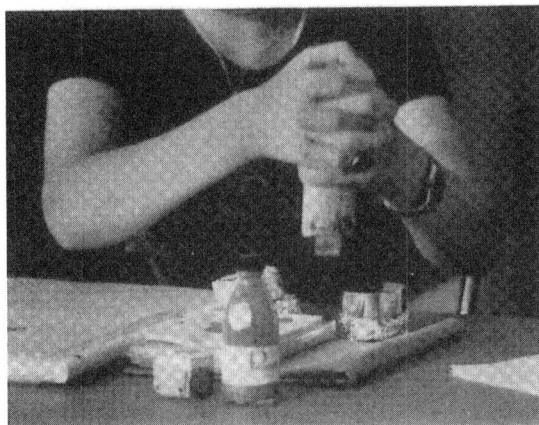

(b)

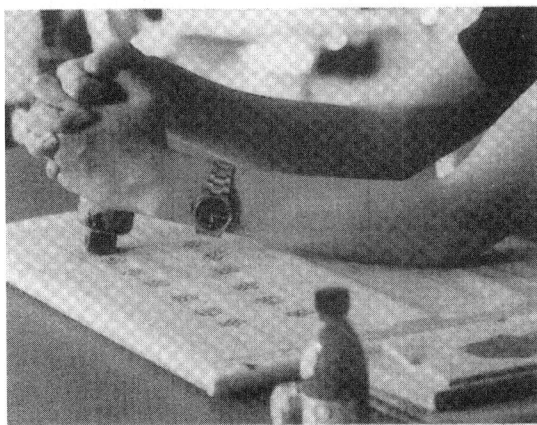

(c)

图 6.63a,b,c 双手合掌印刷,显示双侧活动

治疗要点总结

评定

评定在治疗之初是必不可少的。在治疗过程中也应继续进行评定,事实上,它是每项治疗的一部分。

用抑制痉挛的模式减轻痉挛:

这将引出比较轻松和比较不费力的运动,从而减少联合反应。当痉挛性抵抗的阻力被减弱时,那些明显弱化无力的肌肉便可充分地收缩。

增强张力

当弛缓或肌肉确实弱化时,可能需要用感觉刺激,包括本体感觉刺激和触觉刺激来激发患者。

整体模式的抑制和分离

将正常或异常的整体运动模式顺序打散或分解,以获得更多选择性和功能性的运动模式。

避免或抑制联合反应

在痉挛的情况下,不应使患者过度用力运动。手臂和下肢不能分开治疗,且必须考虑手臂和下肢通过躯干运动的相互作用。

易化和刺激

易化的目的是达到平衡和翻正反应,即获得患侧手臂和手的保护伸展和支撑,以及下肢的机动性负重。

患者的意识

在整个治疗过程中,要让患者意识到自己在做什么,做得好或是不好。他需要学会抑制他自己的痉挛状态(自我抑制)。

技术的应用

(1)*在痉挛的情况下*,抑制和易化应同时或交替进行。只有在痉挛得到控制时,才能让病人进行自主运动。记住,颈部和躯干的痉挛状态会影响到肢体(躯干旋转的重要性)。

(2)*在弛缓性情况下*,可以使用特殊的刺激技术来增加张力。鼓励患者自主运动,但如果痉挛干扰了自主运动,就需要在它变强之前被抑制。

(3)*对所有的患者*,必须牢记感觉运动再培养的重要性。必须让患者意识到新的、比较正常的感觉运动体验,这样他才能学会主动地控制自己的运动。一开始他并不知道自己在做什么,也就是说,是痉挛驱使他推或拉的。抑制性控制必须通过逐步地和系统地减少治疗师所行施的控制,在容易的阶段移交给患者进行自我控制。

治疗师和患者之间的反馈

治疗师的目标是让患者对她的处理做出正常的应答反应。不仅要使用正确的技术,更重要的是如何使用它们。治疗应缓慢地进行,以便患者能够自我调整,并有时间对治疗做出反应。治疗师必须等待他的反应,并留出时间依据张力和运动模式的变化检查反应的质量。治疗师应该理解并说明她的感受和观察到的问题。在治疗期间,她应该根据患者的反应调整治疗手法和技术选择。用这种方式,是患者指导治疗师。重要的是,在治疗期间,应该让患者进行较正常的运动活动,原因有二:

(1)患者在接受治疗时应保持有兴趣,并且享受到成功,即便是很小的成功。

（2）除非在治疗过程中产生了一个更好的改变，否则治疗师将不会知道她的治疗是有价值的或者是徒劳无功的。对患者反应的持续评定将会显示某个治疗项目是否应该继续、改变或中止。

对患者来说，治疗意味着再次学习如何运动。学习是需要重复的。因此，在任何治疗过程中，都必须以具体的功能活动为基础进行加强和准备，使用其这些运动模式的组合。必须避免不相关的运动模式。

小结

以上对偏瘫患者的治疗建议仅作为概述。对患者的治疗处理无法描述得更详细，因为物理治疗师必须发展自己的技术，并不断地根据患者的反应调整她对患者的处理手法。她必须等待患者对被放置的位置和被运动的反应，根据她的感觉和观察决定下一步的治疗。通过抑制异常反射，尽可能地易化更正常的反应，使患者对她的治疗手法逐渐产生出正常的运动反应。

这些为转移到不同功能模式中的正常的主动响应就是患者所需要的，而且必须让其学会在无需辅助的情况下自觉地使用。

第七章

治疗展示——病人 A.B.的治疗过程

　　本章叙述了一位右侧偏瘫患者在博巴斯中心为期四个月门诊治疗情况的追踪。

　　虽然这里描述的技术只是适应了一个患者的具体需要,但它们与一般治疗是相关的。这些详细的插图清楚地展示了治疗中使用的具体手法和操作,希望能对执业治疗师有所帮助。如上文所述,应在不同阶段,在所有情况下对运动障碍进行不断地重新评定,并根据患者的进展情况进行适当的治疗。

病史

　　患者 A.B.,52 岁,在首次就诊前三个月发生了脑血管意外(脑血栓)。经过一段时间的昏迷后,他遗留右侧偏瘫和失语症。在接下来的六个星期里,他的后遗症得以缓慢恢复,并且右下肢恢复得比较正常。语言部分恢复,除了肩部有些无力的活动外,右臂和右手仍然处于瘫痪状态,好在从一开始就没有手和手臂感觉障碍,尤其无立体认知障碍。

开始时状态

他是一个机敏的患者,而且表现出焦虑和紧张,非常担心他的手臂状况和不能进行顺利的沟通交流。因为肩部经常疼痛,他的手臂用吊带吊着,自述是由于肩关节的半脱位引起的。

头和躯干

患者右侧颈部出现痉挛,头部向患侧侧屈。他的脸转向左侧,颈部和躯干僵硬地伸展,躯干向右侧轻微侧屈。

手臂

手臂松弛且下垂于身体一侧没有任何活动,呈内收内旋状。在尝试抬起手臂时,肩胛带抬起,肩部回缩,手臂呈典型的外展和内旋,肘关节和手腕屈曲,前臂旋前。腕关节和手指保持一定程度的屈曲,拇指内收,同时掌指关节伸展。肩胛带的活动范围小且固定。被动抬高并外展手臂时患者有严重的疼痛;这可能是由于肩胛固定,肩胛下角不能适当地向外和向上旋转导致肱骨头对肩峰的压力所致。肩胛的固定是由于连接颈部、背脊和肱骨的肌肉痉挛性抵抗所造成的。

下肢

下肢只是轻度痉挛,患者能较正常地步行,但躯干僵硬缺乏旋转机动性。患者步行时右膝不能屈曲。静息时,除足趾跖屈肌外,下肢无痉挛。当做一些用力的运动时,如从仰卧位或翻身至俯卧位坐起,尤其是在步行时,整个下肢的痉挛会轻度增加,造成暂时性肌张力增加,引起联合反应。

第一阶段治疗

一般来说,治疗的最终目的是引导患者发展和使用患侧的潜能。

这是需要通过在实现比较正常的姿势张力后,发展最大化的正常功能
模式来实现的。

首先的步骤是:

(1) 减轻右侧颈部和躯干屈肌痉挛。

(2) 通过活化肩胛带以抵消肩胛的后撤、下压和固定,使手臂能
够获得无疼痛抬举。

(3) 使患者能够在多个不同的位置把握住肩部并控制住手臂的
情况下使肘关节伸展。

治疗开始于抑制过度兴奋的肩胛降肌和颈部侧屈肌。这是在为
肩胛带的活化和肩胛的旋转做准备。在侧卧、坐姿或站立的姿势下,
以手臂伸展和前臂旋后的方式完全被动地抬高手臂进行的(见图
7.1)。结果是疼痛逐渐减轻,在第一个月末几乎消失。抑制肩胛降肌
和躯干侧屈肌的目的是为患者独立的肩胛带运动做准备,例如坐和站
立时耸肩(见图 7.2)。

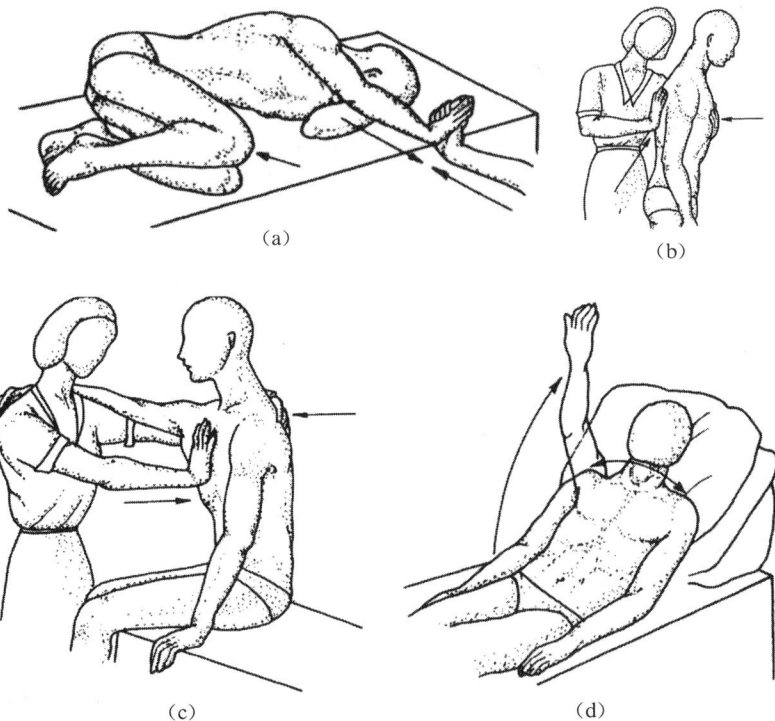

(a)

(b)

(c)

(d)

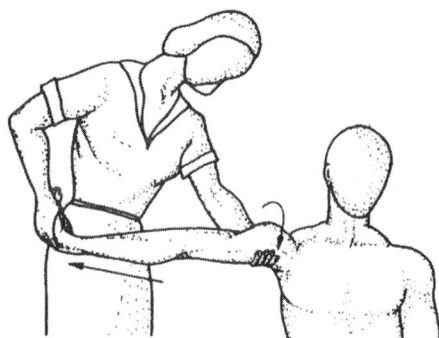

（e）

图 7.1　（a)伸展手臂活化肩胛带(b)活化背脊。

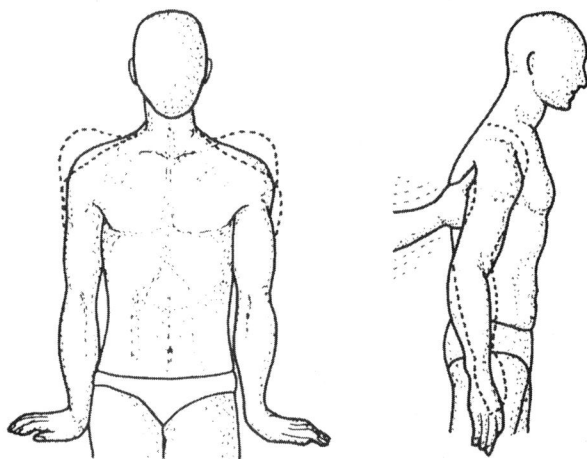

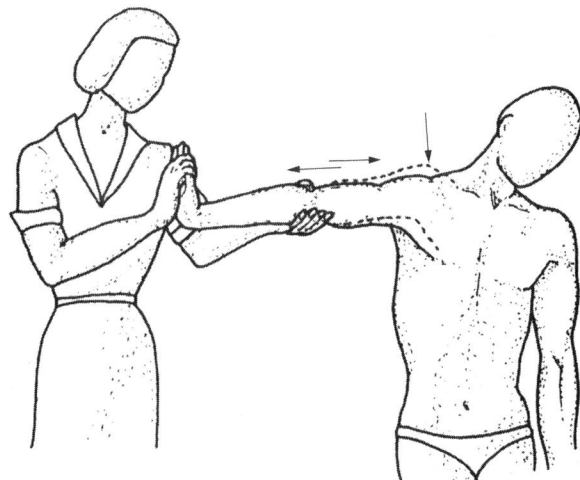

图 7.2　抑制过度兴奋的肩屈肌,使患者准备尝试独立的肩胛带运动,如耸肩

为了使患者的手臂保持抗重力（先是在肘关节伸直情况下进行），使用了一种"滞空"技术。鼓励患者从充分的抬举高度下降，在全范围的任何位点都能控制住；这些是在仰卧、坐和站立时进行的（见图 7.3）。

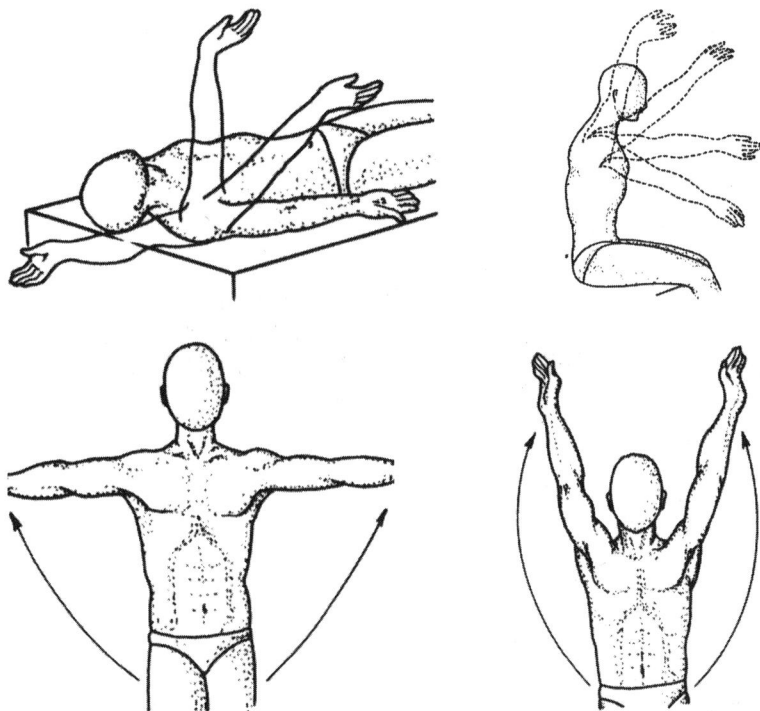

图 7.3 "滞空"是用来教患者抗重力控制住手臂。在如图的三个姿势中，要求他在整个向下运动的范围内在不同的位置保持住手臂

此外，患者必须学会用手臂支撑自己时保持肘关节伸展（见图 7.4）；坐姿支撑手臂，肘部伸展，将自己推到坐姿，并在被治疗师推时亦保持肘部伸展（见图 7.5、图 7.6）。

一个月以后的重新评定

一个月后重新评定患者的情况和进展。在仰卧位，他能够在抬举放置的各个阶段控制住伸展的手臂。被动抬高手臂时，没有疼痛。坐着时，他能设法伸展手臂支撑住自己。"手臂的保护性伸展反应"（在

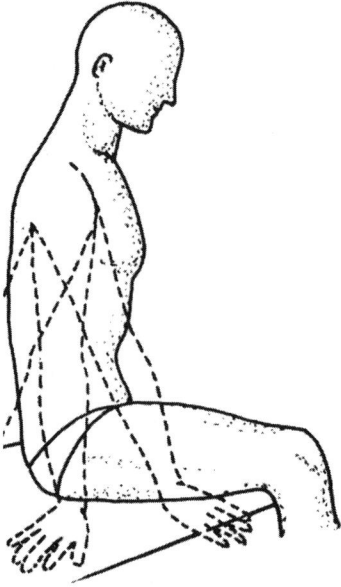

图 7.4　用肘部和手在不同的位置支撑身体的坐姿是较高级平衡练习的先决条件

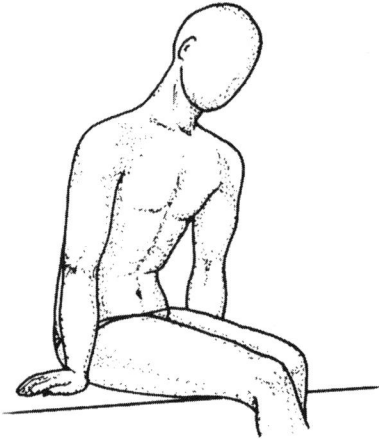

图 7.5　坐位肘关节充分伸展推躯体向上,是一种早期运动练习

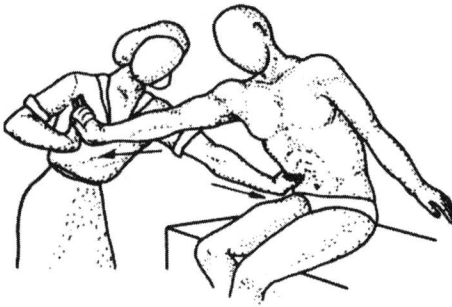

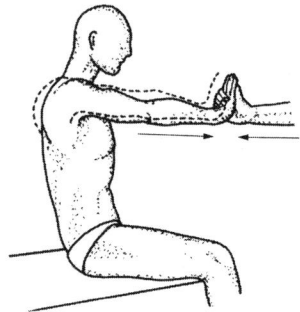

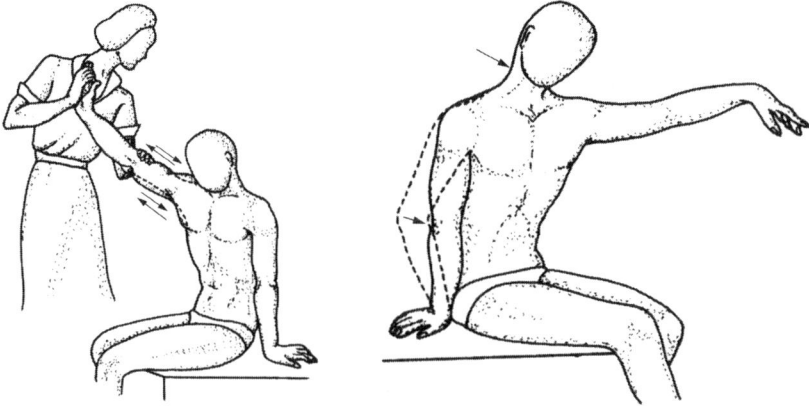

图 7.6 患者学习肘关节保持伸展对抗治疗师的"推—拉"

跌倒时伸出手臂以保护自己）现在已经有显著的进展，但手腕的伸展仍然不足以使手掌放在支撑面上。

第二阶段治疗

除非患者的肩部能够在任何位置控制住手臂，同时独立运动肘关节和手，否则将无法进行功能性活动。因此，治疗的设计包括通过进一步打破痉挛模式，易化手臂的选择性运动，如手臂外展与肘关节伸展相结合（见图 7.7），手臂屈曲内收（见图 7.8），举起手臂，前臂旋后屈曲（见图 7.9）。

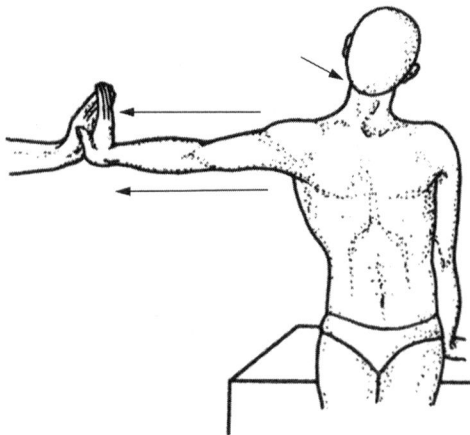

图 7.7 手臂外展和肘关节伸展打破了典型的痉挛模式

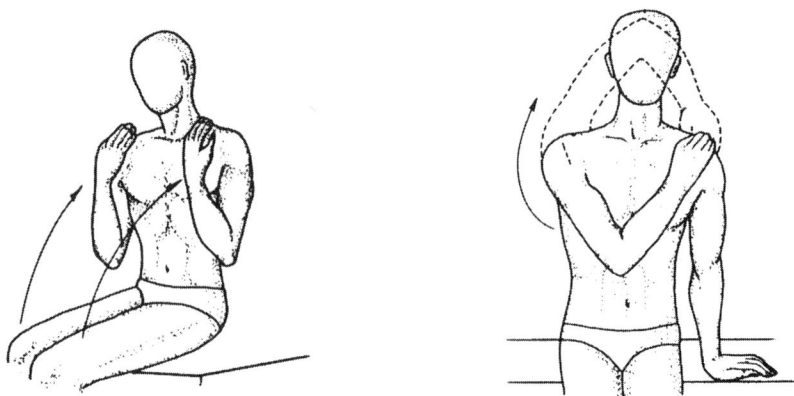

图7.8　屈曲和内收的组合进一步打破了痉挛的模式

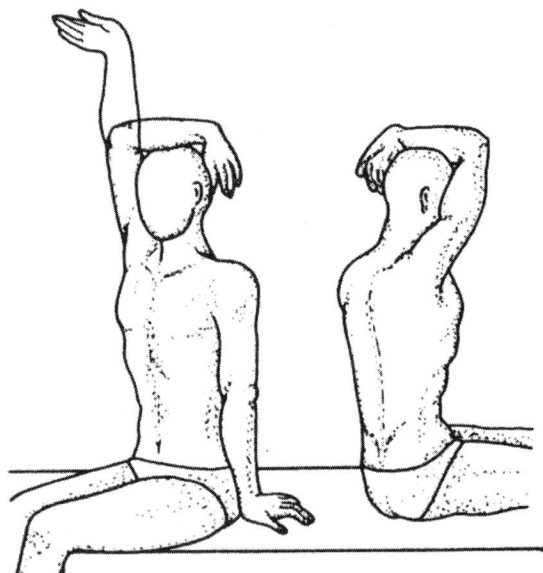

图7.9　手臂的选择性运动,如手臂抬举与前臂屈曲
　　　　和旋后的结合,用以打破整体痉挛模式

　　首先练习手臂外旋和前臂旋后(见图7.10)。随后,前臂旋后并与未来功能活动所需的各种其他模式结合进行(见图7.11)。

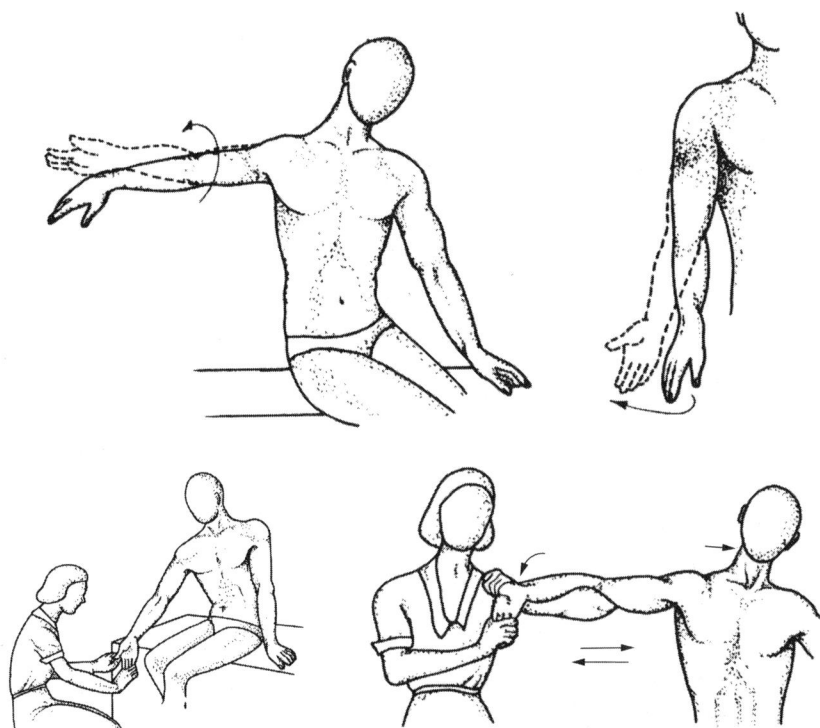

图 7.10 抑制屈肌痉挛和肩关节外旋前臂旋后是未来获得功能活动的基本模式

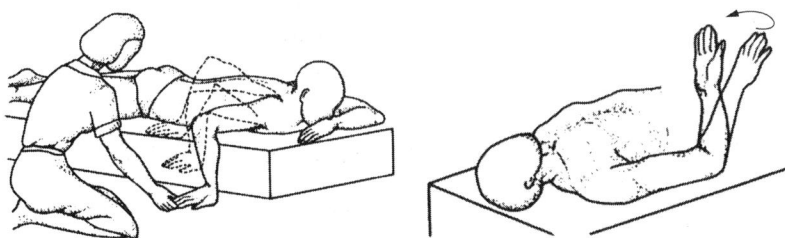

图 7.11 前臂旋后也必须配合其他肩部运动,如上图所示,为患者功能活动做准备。前臂旋后练习(有负重或无负重)

第二阶段治疗后的重新评定

又治疗一个月后的重新评定显示,患者现在能够在正常模式下进行一些功能性运动。他可以在肘关节屈曲和伸展且肩关节不外展的情况下做手部的摇摆动作(见图 7.12)。他可以把他的手放在桌子上

（需要肘关节先屈曲，然后伸展，同时将伸展的手臂向前推）。然而，他必须被准确地告知在每个阶段如何完成每个动作，否则他就会自动回到以前的模式，即外展、屈曲和内旋的模式。要使他记住新的模式，需要经常重复。他能表现的第一个动作是自发的，即自动的，而不是自主的，是表达性动作，比如："我不在乎！"（耸肩，手臂屈曲和旋后）；"哦，我的天！"（手放在前额）；"我无语啦！"（双手紧扣）。当限制和阻止在动作启动时他的左手时，这些动作会做得更成功。

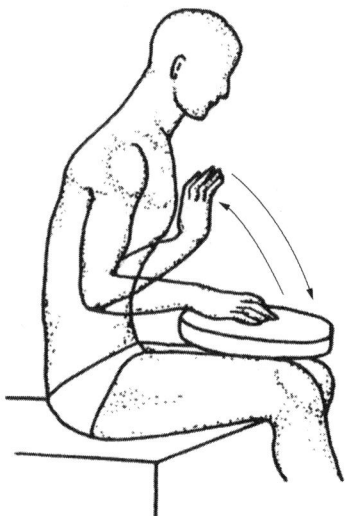

图 7.12　治疗两个月后，患者可以进行一些需要肩关节不外展的肘关节选择性屈曲和伸展的功能性运动，如摆动手和击鼓的动作

　　尽管患者能够将手臂侧向抬起举过头顶（他还不能做到向前或向上），但当进行抬起手臂肘关节屈曲手腕旋后的选择性运动动作时仍然很难，例如将手移动到另一侧的肩膀或抬起手触摸他的头顶时（见图 7.13）。

　　他可以在所有位置上使前臂旋后，即在仰卧、坐着和站立时，且只有在手臂外旋、肩部回缩和躯干侧屈的总模式下可以进行。他旋前时，手臂内旋，肩部前伸，肩胛带上抬。尽管在治疗期间及治疗后患者的自主功能有所改善，但在治疗之外，患者仍将手臂保持在体侧很少活动。事实上，他似乎仍然"忘记"手臂的存在。

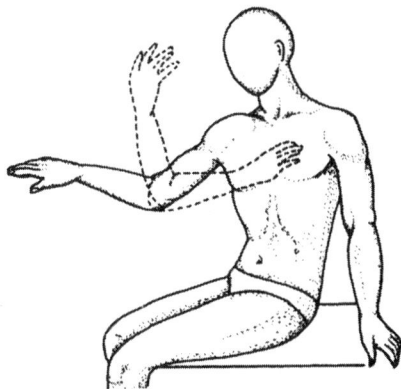

图 7.13　此处所示的动作,包括前臂旋后、肘关节屈曲和肩关节前屈或内收,仍很难实现

第三阶段治疗

这个阶段的治疗目的是让患者意识到手臂是他整个身体的一部分,并让其使用他的手臂。他不仅要运动手臂对抗躯干,而且还要把手臂作为固定点运动躯干来对抗手臂。要练习以下活动:从椅子上或从床上站起来、坐下,从直立跪到四点跪,并进入站立、爬行、负重、平衡和冲刺等练习(见图 7.14)。

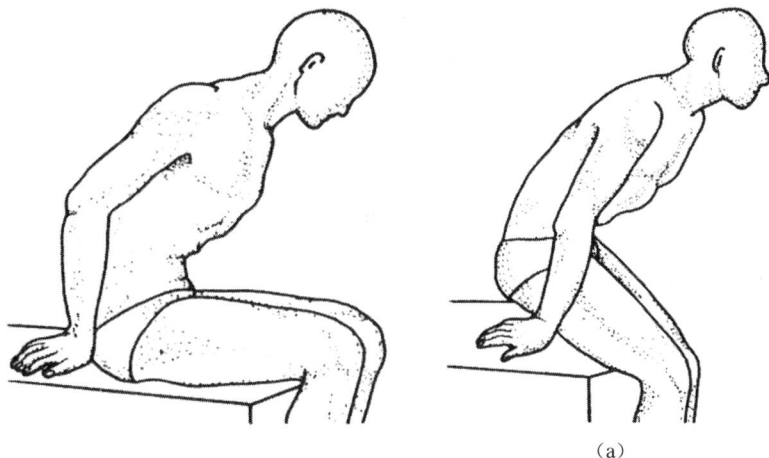

(a)

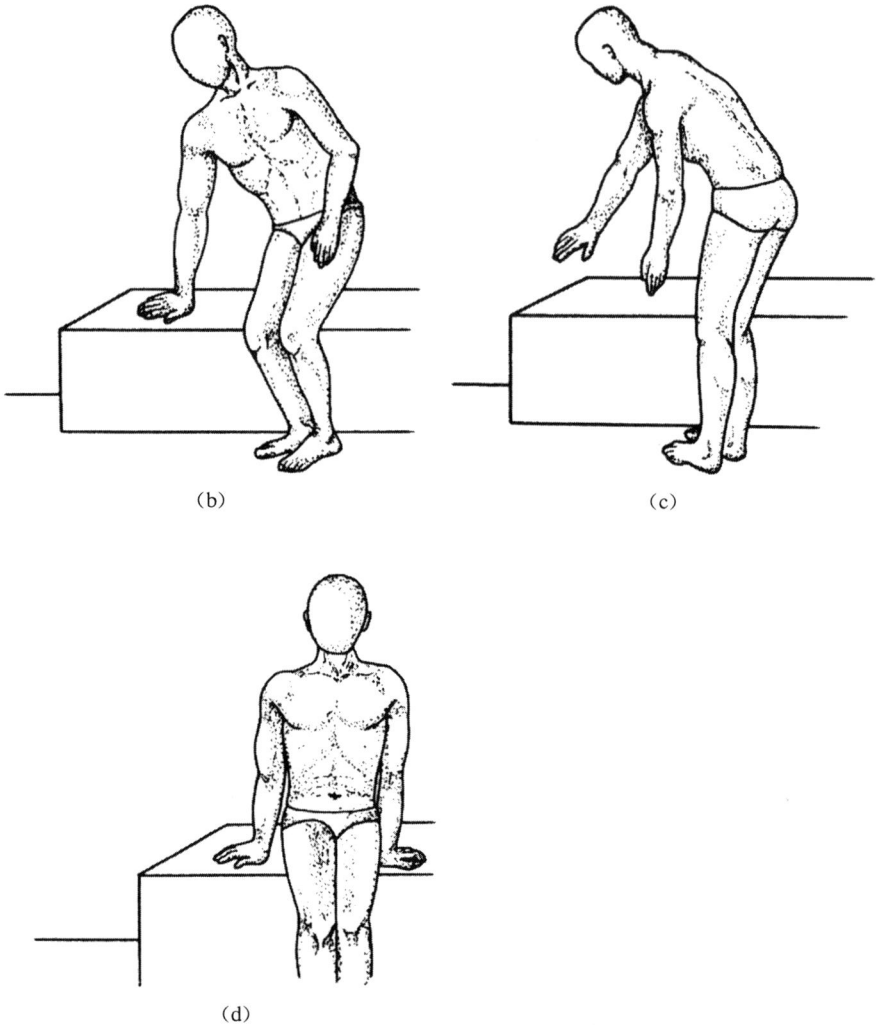

(b)

(c)

(d)

图 7.14 这里和下面描述了一些旨在使患者意识到他的手臂是他整个身体的一部分的活动 (a)手臂伸展支撑,向上推以支撑下肢上的重量。(b—d)用手臂支撑站立的动作顺序

患者反复旋转脊柱和肩带,抑制肩带和手臂屈肌痉挛,易化手臂自由摆动。(见图 7.15)。

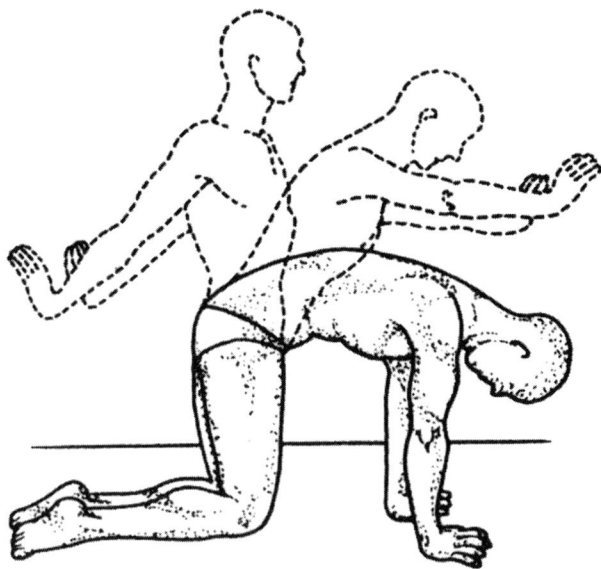

（e）

（e）从跪位站起来的动作顺序

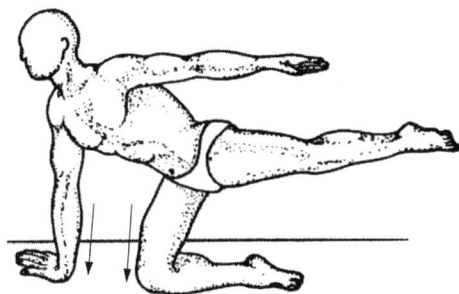

（f）

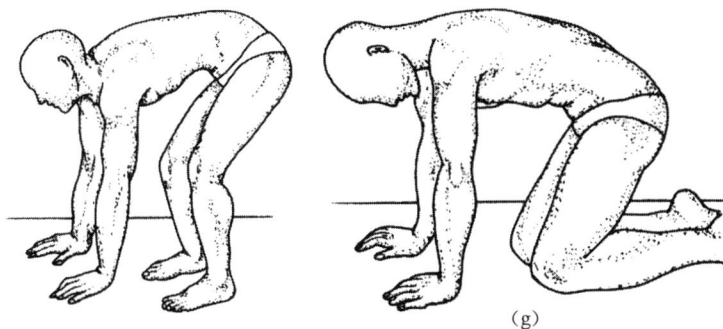

（g）

（f—k）患侧手臂负重

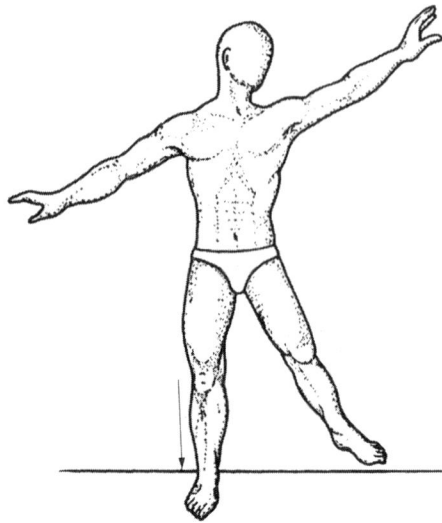

（h）

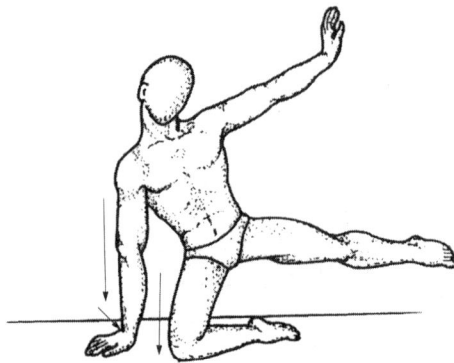

（i）

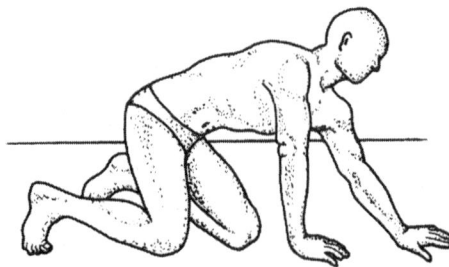

（j）

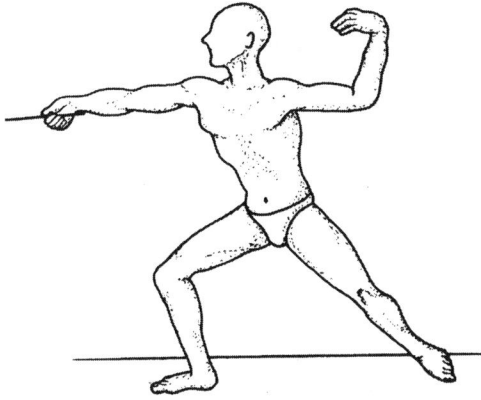

（k）

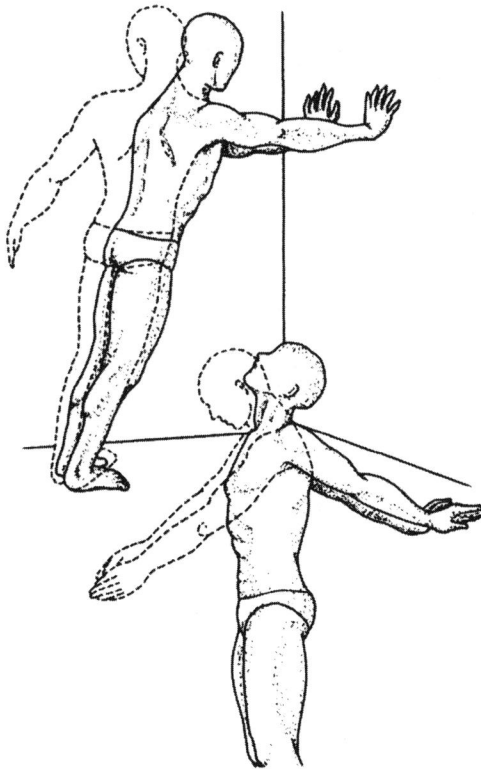

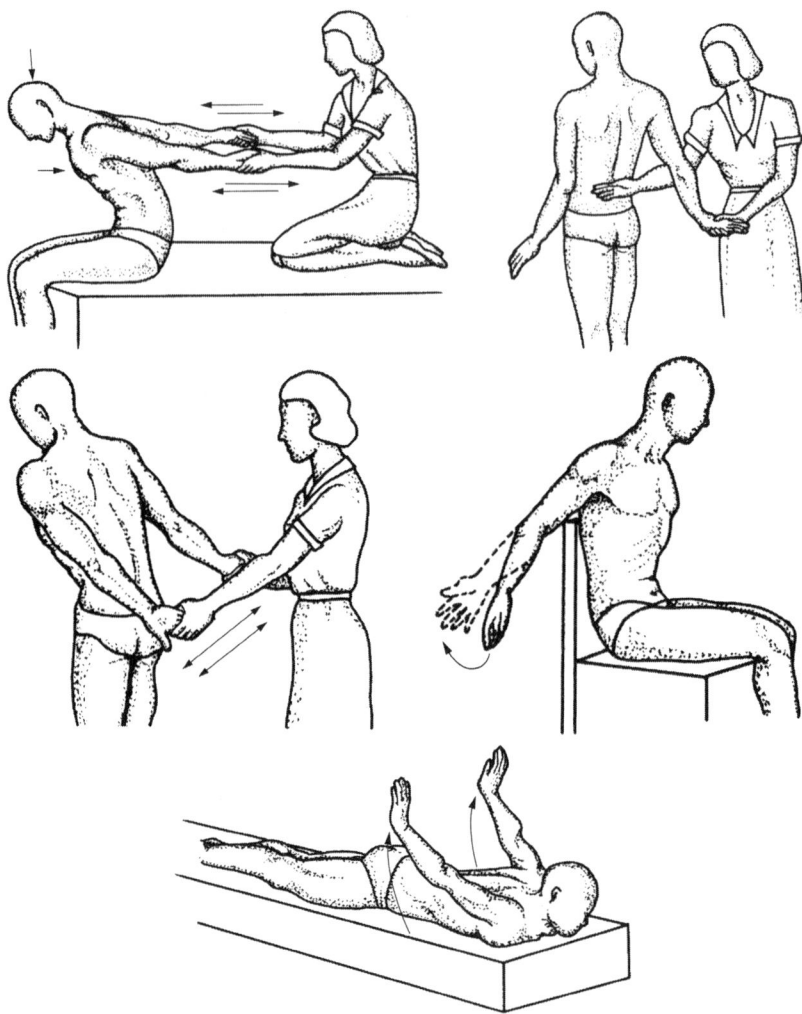

图 7.15　脊柱和肩胛带的旋转,同时抑制痉挛性
肩部肌肉的阻力,易化手臂的自由摆动

第三阶段治疗后的重新评定

在第三个月治疗结束后,对患者的重新评定,情况又有了进一步地改善。患者的手臂和手可以主动运动,且一直保持正常。当被动运动时,感觉手臂比较轻松,肩膀回缩更少。患者可以抬起手臂触摸头部或面部,但动作必须相当快,因为他还不能控制动作的每一个阶段。

仰卧时,他可以将手臂放置在体侧让肘部屈曲至 90 度,前臂垂直,伸展和屈曲手腕。

手指有轻微的主动运动,主要是拇指和第五指,但它们只能在手臂伸展、在肩部举起和支持时才能获得。在仰卧时,手腕和手指的所有动作比其他任何姿势都容易产生。

第四阶段治疗

在继续上述治疗的同时,重点是获得手腕和手指的选择性运动,包括手指和拇指的伸展及外展,同时抑制肘关节和手腕的旋前、屈曲和手指及拇指的内收。这种抑制是在图 7.18 和图 7.10 所示的在所有位置的握持治疗中。首先,治疗师握持住患者的手臂,在肘关节伸展位练习伸展手腕,然后屈曲肘关节(见图 7.16),在手上施加重量和压力,练习腕关节和手指伸展伴掌骨关节屈曲,拇指外展,然后让患者主动做同样的动作(见图 7.17)。

当在治疗中心停止治疗时,患者可以抓住并释放一个物体。他可以运动伸出的示指,还可以外展、屈曲、伸展大拇指。但第三和第四手指仍然不能活动,尽管它们在治疗后当时表现出了较弱的活动。患者在四个月的治疗结束后离开了。又两个月后,患者的进展报告显示痉挛程度是最小的。患者可以以近乎正常的速度运动他的手腕,其手指的运动每天也都在改善。他可以外展和内收伸展的手指,大拇指与其

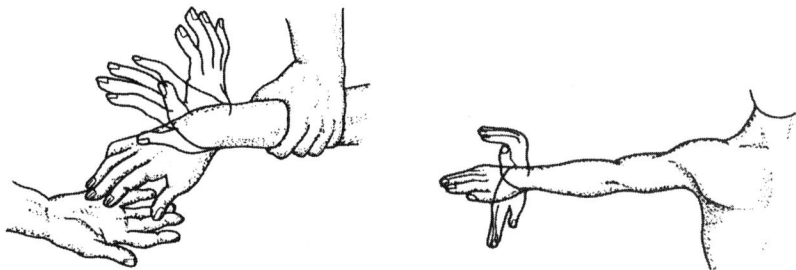

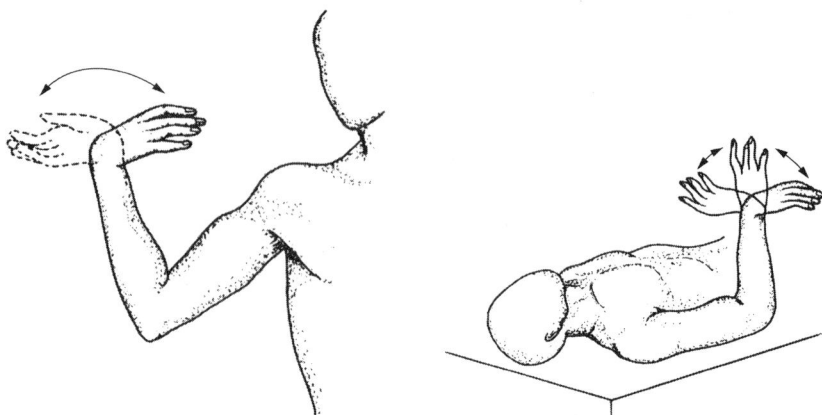

图 7.16　在治疗的第四阶段，重点转向获得手腕和手指的活动。需要抑制肘关节和腕关节的旋前和屈曲以及手指内收的模式。腕关节的伸展首先用伸展的肘关节进行，然后再用屈曲的肘关节进行

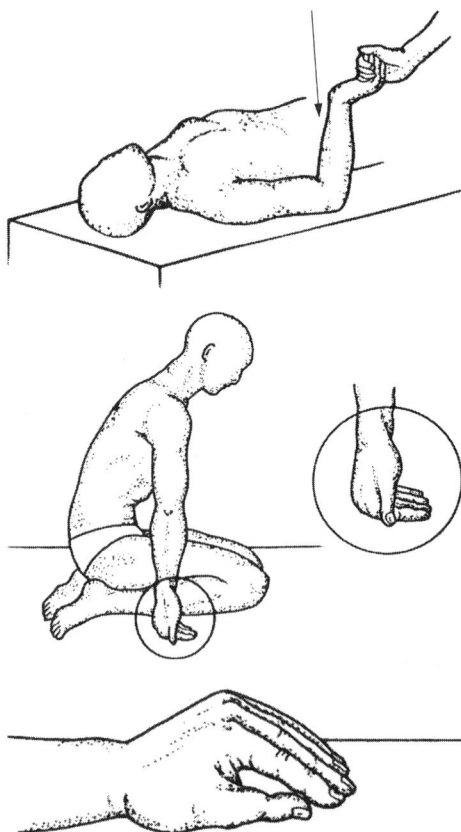

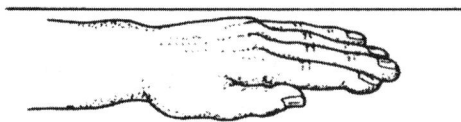

图 7.17 患者在协助下,伸展手腕和手指,并在掌指关节处屈曲,然后主动进行

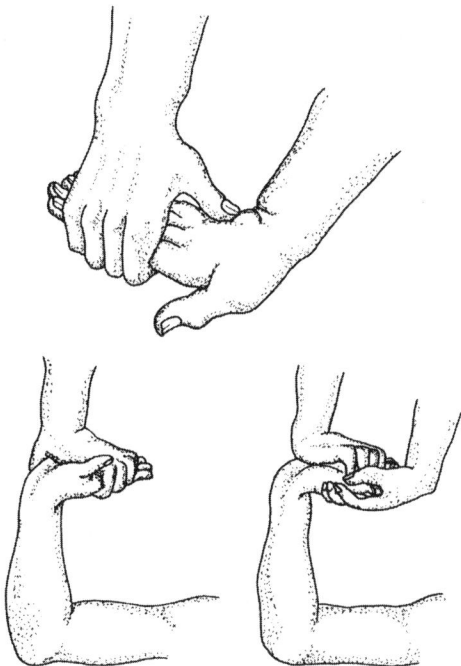

图 7.18 用抑制不必要的活动来练习握持。也见图 7.10 中的最后一张图

他的手指都可以做对指动作,但当一个手指与拇指相对时,所有的手指都会屈曲。

又一个月后,通信显示,这位患者每天都在"用手指做新的运动"。他可以分别独立地运动手指,他已经开始自发地使用他的手来帮助自己完成日常活动。

结论

尽管这名患者还处于自然恢复阶段,但仍选择他作为演示病例,是因为他的情况可以描述和说明在治疗中使用的各种方法或技术。

患者的手臂和手在脑血管意外后的三个月,即开始治疗之前,一直没有显示出自然恢复的迹象。物理治疗开始后,手臂和手的反应出乎意料地好。在这个病例中,通过强化治疗获得的结果也能鼓励物理治疗师坚持下去,特别是对于有很少或没有感觉缺陷的患者。

必须强调的是,该治疗已被证明对改善后遗多年的陈旧性偏瘫患者的情况具有重要的价值。

参考文献

Banks M. A. (1986). *International Perspectives in Physiotherapy*, pp. 99 – 128. edinburgh: Churchill Livingstone.

Basmajian J. V. (1962). *Muscles Alive: Their Function Revealed by Electromyography*, pp. 103 – 5,158,159. London: Balliere, Tindall & Cox.

Basmajian J. V. (1969). Recent advance in the functional anatomy of the upper limb. *Am. J. Phys. Med.*, **48**, No. 4.

Basmajian J. V., Kukulka C. G., Narayan M. G. *et al.* (1975). Biofeedback treatment of the foot drop after stroke. *Arch. Phys. Med. Rehab.*, **56**, (June), PP. 231 – 6.

Beevor C. E. (1904). *The Croonian Lectures*. London: Adlard & Son.

Bernstein N. (1967). *The Co-ordination and Regulation of Movements*, PP. 111 – 13. Oxford: Pergamon Press.

Bobath B. (1969). The Treatment of neuromuscular disorders by improving patterns of co-ordination. *Physiotherapy*, **55**, 1, 18 – 22.

Bobath B. (1985). *Abnormal Postural Reflex Activity Caused by Brain Lesions*, 3rd edn. London: William Heinemann Medical Books.

Bobath K. (1959). The effect of treatment by reflex inhibition and facilitation in cerebral palsy. *Folia Psychiatrica, Neurologica et Neurochirugica Neerlandica*, **62**, 448.

Bobath K. (1966). *Motor Deficit in Patients with Cerebral Palsy*. Clinics in Developmental Medicine, No. 23, p. 24. London: Spastic International Medical Publications in association with William Heinemann Medical Books.

Bobath K. (1971). The problem of spasticity in the treatment of patients with lesions of the upper motor neurone. In *Proceedings for the 6th International Congress of the World Confederation for physical Therapy*, Amsterdam, April/May 1970. (Prakke H. J., Prakke H. M. G., eds.) pp. 459 – 64. Assen: Van Gorcum.

Bobath K. (1980). *A Neurophysiological Basis for the Treatment of Cerebral Palsy*, 2nd edn. Clinics in Developmental Medicine, No. 75. London: Spastics International Medical Publications in association with William Heinemann

Medical Books.

Brain W. R. (1927). On the significance of the flexor posture of the upper limb in hemiplegia, with an account of the quadrupedal extensor reflex. *Brain*, **50**, 113 – 37.

Brain W. R. (1956). *Diseases of the Nervous System*, P. 40. Oxford: Oxford University Press.

Brunnstrom S. (1956a). Methods used to elicit, reinforce and co-ordinate muscular response in adult patients with hemiplegia. In *APTA OVR Institute Paters*.

Brunnstrom S. (1956b). Associated reactions of the upper extremity in adult patients with hemiplegia. *Phys. Ther. Rev.*, **35**, 4.

Brunnstrom S. (1970). *Movement Therapy in Hemiplegia: a Neurophysiological Approach*. New York: Harper and Row.

Carr J. H., Shepherd R. B. (1987). A Motor Relearning Programme for Stroke, 2nd edn. London: William Heinemann Medical Books.

Clemessen S. (1951). Some studies on muscle tone. *Proc. Roy. Soc. Med.*, **44**, 637.

Coghill G. E. (1936). Correlated anatomical and physiological studies of the growth of the nervous system of Amphybias. J. Comp. Neur., Pts. I-XII.

Coghill G. E. Quoted in 'Cats' Economy of Effort'. The world of Science. *Illustrated London News*, Fed. 27(1954).

Critchley M. (1954). Discussion of volitional movement. *Roy. Soc. Med.*, **47**, 593 – 4.

Davis S. (1985). Shoulder problems associated with hemiplegia. In *Steps to Follow*, PP. 206 – 341. Berlin: Springer Verlag.

Davis S. (1977). Shoulder-hand syndrome in a hemiplegic population: a five-year retrospective study. *Arch. Phys. Med. Rehab.*, **58**, 353 – 6.

Dimitrijevic M. R., Fagnal J., Sherwood A. M., et al. (1981). Activation on paralysed leg flexors and extensors in patients during gait after stroke. *Scand. J. Rehab. Med.*, **13**, 109 – 15.

Drachman D. A. (1967). Disorders of tone. *Am. J. Pys. Med.*, **46**, 1.

Eccles J. C. (1973). *The understanding of the Brain*. New York: McGraw-Hill Book Co.

Eggars O. (1983). *Occupational Therapy in the Treatment of Adult Hemiplegia*. London: William Heinemann Medical Books.

Fog E. Fog M. (1963). *Cerebral Inhibition Examined by Associated Movements*. Little Club Clinics in Developmental Medicine, No. 10, p. 52. London: association with William Heinemann Medical Books.

Gardiner D. (1963). *The principles of Exercise Therapy*, P. 78. London: G. Bell & Sons.

Gautier-Smith P. C. (1976). Clinical management of spastic state. Physiotherapy, **62**, 326 – 8.

Gesell A., Amatruda C. S. (1949). *Developmental Diagnosis*. New york: Paul B. Hoeger.

Gatev V. (1972). The role of inhibition in the development of motor co-ordination in early childhood. *Dev. Med. Child Neurol.*, 14, 336 – 41.

Gee, Z. L., Passarella P. M. (1985). *Nursing Care of the Stroke patient. A Therapeutic Approach.* Pittsburgh: American Rehabilitation Education Network, (AREN Publications).

Goff B. (1969). The application of recent advances in neurophysiology to Miss M. Rood's concept of neuromuscular facilitation. *Physiotherapy* **55**, (January), 409 – 19.

Grasty P. (1985). *Home Care for the stroke Patient in the Early Days.* London: The Chest, Heart and Stroke Association.

Hawker S., Squires A. (1980). *Return to Mobility,* 2nd edn. London: The Chest, Heart and Stroke Association.

Horak P. E. (1987). Clinical measurement of postural control in adults. *Am. Phys. Ther.*, **67**, 12, 1881 – 5.

Housmanova Petrusewicz (1959). Interaction in simultaneous motor function. *A. M. D. Arch. Neurol. Psych.*, 81, 173 – 81.

Isaacs B. (1977). Stroke research and the physiotherapist. Physiotherapy, **63**, 11, 366 – 7.

Jensen G. M. (1989). Qualitative methods in physical therapy research. A form of disciplined inquiry. *Phys. Ther.*, **69**, 6, 492 – 500.

Johnstone M. (1980). *Home care for the Stroke Patient.* Edinburgh: Churchill Livingstone.

Kabat H. (1953). Proprioceptive facilitation techniques for treatment of paralysis. *Phys. Ther. Rev.*, 33, 2.

Kelly, R. E., Gautier-Smith P. C. (1959). Intrathecal phenol in the treatment of reflex spasms and spasticity. Lancet. **ii**, 1102 – 5.

Knott M., (1967). Introduction to and philosophy of neuromuscular facilitation. *Physiotherapy*, **53**, 1, 2.

Knott M., Voss D. E. (1973). *Proprioceptive Neuromuscular Facilitation.* New York: Harper & Row, Hoeber Medical Division.

Lane R. E. J. (1978). Facilitation of weight transferences in the stroke patient. *Physiotherapy*, **64**, 9, 260 – 4.

Magnus R. (1924). *Koerperstellung* P. 45: Berlin: Julius Springer.

Magnus R. (1926). Some results of studies in the physiology of posture. Lancet, ii, 531 – 6, 585 – 8.

Magoun H. W., Rhines H. (1946). Inhibition mechanism in bulbar reticular formation. J. neurophys., **9**, 165 – 71.

Magoun H. W., Rhines H. (1948). *Spasticity, the Stretch Reflex and the Extra-pyramidial systems.* Springfield, Illinois: CC. Thomas.

Nathan P. W. (1980). Factors affecting spasticity. Int. Rihab. J., **2**, 1, 1 – 40.

Rademaker G. G. (1935). Reactions Labyrinthiques et Equilibre. Paris: Masson et Cie.

Reinhold M. (1951). Some clinical aspects of human cortical function. Brain, **74**, 4.

Reynolds Glenn G., Brunnstrom S. (1959). Problems of sensory motor learning in evaluation and treatment of adult hemiplegia patients. *Rehab. Lit.*, **20**, 6.

Rood M. S. (1956). *Am. J. Occ. Ther.*, **10**,4.

Riddoch C., Buzzard E. F. (1921). Reflex movements and postural reactions in quadriplegia and hemiplegia, with special reference to those of the upper limb. *Brain*, **44**,397.

Rushworth G. (180). Some pathophysiological aspects of spasticity. *Int. J. Rehab. Med.*, **13**,109 – 15.

Schaltenbrand G. (1927). The development of human motility and motor disturbances. *Bull. N. Y. Acad. Med.*, **3**,54.

Schaltenbrand G. (1928). The development of human motility and motor disturbances. Arch. Neur. Psych., **20**,720.

Semans S. (1965). Treatment of neurological disorders, concept and systems. *Am. Phys. Ther. Ass.*, **45**,1,11 – 16.

Sherrington G. S. (1913). Reflex inhibition as a factor in the co-ordination of movements and postures. *Quart. J. Exp. Physiol.*, 6,251.

Sherrington G. S. (1947). *The Integrative Action of the Nervous System*, pp. 67 – 9. Cambridge: Cambridge University Press.

Souza L. H., Londton Hewer R., Lynn P. A., et al. (1980). Assessment of recovery of arm control in hemiplegic stroke patients. Int. *Pehab. Med.*, **2**, 1,1 – 40.

Thrush D. (1976). *Mod. Geriatr.*, **6**,6,11.

Triptree V. J., Harrison M. A. (1980). The use of sensor pads in the treatment of hemiplegia. *Physiotherapy*, **66**,9.

Twitchell T. E. (1951). The restoration of motor function following hemiplegia in man. *Brain*, **74**,4,443.

Twitchell T. E. (1954). Sensory factors in purposive movements. J. Neurophysiol., **XVIII**,3,249.

Twitchell T. E. (1961). The clinical differentiation and physiological nature of increased resistance to passive movement. *Cerebral Palsy Bulletin*, **3**,1,110 – 6.

Uexkuell J. von (1905). Muscle tone studies **11**. The movements of the brittlestar. Z. *Biol.*, 46,1 – 37.

Walshe F. M. R. (1923). On certain tonic or postural reflexes in hemiplegia with special reference to the so-called associated movements. *Brain*, **46**,1,2 – 33.

Walshe F. M. R. (1948) Critical Studies in Neurology, p. 215. Edinburgh: Livingstone.

Walshe F. M. R. (1967). Interaction of the body and its segments. *Am. J. Phys. Med.*, **46**,1.

Weisz St. (1938). Studies in equilibrium reactions. *J. Nerv. Ment. Dis.*, **88**, 153,160 – 2.

Williams, R., Tufts L., Minuk T. (1988). Evalution of two support methods for the subluxed shoulder of hemiplegia patients. J. Am. Phys. Ther. Ass., 68,209 – 1213.

Zador J. (1938). Les Reactions d'Equilibres Chez l'Homme. Paris: Masson et Cit.

索　引